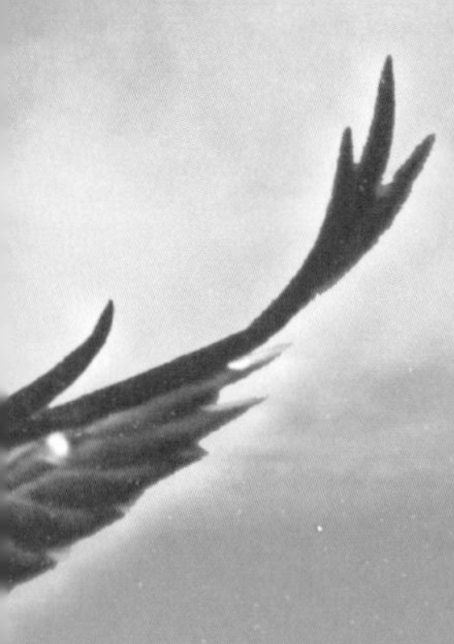

大展好書　好書大展

品嘗好書　冠群可期

大展好書　好書大展

品嘗好書　冠群可期

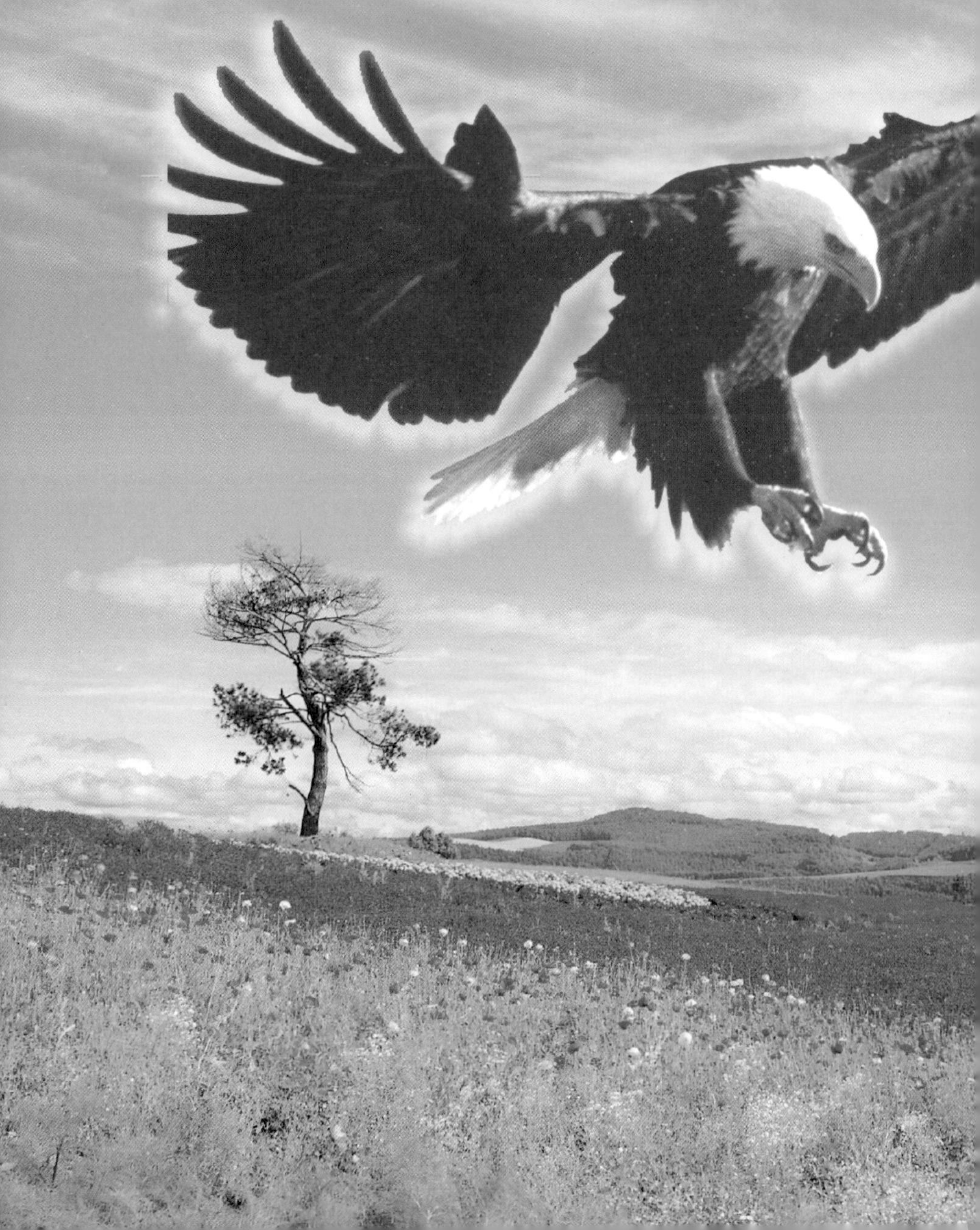

健康加油站12

三溫暖健康法

朱雅安　編著

大展出版社有限公司

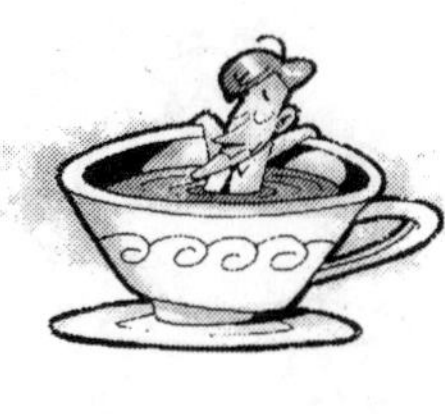

前言

連一根細小的頭髮也無法穿越的汗腺上，所滲透出來的水滴就是汗。

因汗所導出的三溫暖健康法，是非常適合於現代人的保健方式。因為現代的人們，夏天都待在冷氣房，冬天又是在暖氣房中活動，很少接觸到自然環境的溫度變化，所以，流汗的機會非常的少。

但只要在三溫暖室中，靜靜的坐著，身體自然就會發汗。而且不僅可以消除疲勞，去除油脂，連心中的苦惱也一併的清洗掉。就好像在綠色的森林中奔跑一樣的輕鬆自然，這是很適合於經常使用腦力，而又過分愛護自已身體的健康法。經常忙碌於工作的實業家，有時候應該將緊張的情緒稍微放鬆一下；否則，總有一天會崩潰的。

三溫暖的作用，就是要幫助上述的人來放鬆心情，也可以治療慢性的

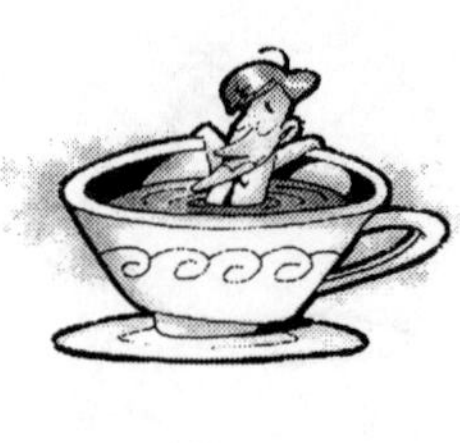

疾病，使其恢復健康的狀態。因此，現在應該是屬於三溫暖的時代。

三溫暖的愛好者，都喜歡在攝氏一百度或更高的溫度中來享受三溫暖浴，他們都認為只要流汗就是有效果。然而，對半健康的人來說，如果勉強的使用三溫暖浴，不僅會感到很大的壓力，而且也會增加心臟或腎臟的負擔。這樣一來，有時候反而就會紊亂了生活的步調，甚至引起重大的事故。三溫暖的一般室溫，以在六十五度左右的效果最好。超過這個以上的溫度時，效果並不會很顯著。因此，抱著愈高溫愈有效想法的人，應該要修正。

本書內容是把第一次洗三溫暖的人，從開始進入的各項過程，到產生傷害的提示，以及三溫暖健康的醫學指南、三溫暖的美容法、轉換氣氛的三溫暖心理學、家庭式三溫暖的原則和其管理要點等，將其全部詳細的介紹出來。這可以說是三溫暖的一部百科寶典。

現代人的生活，可以說是過分的緊張，而且平常愈是忙碌的人，愈是需要輕鬆的時刻。希望有壓力因素的人，能把三溫暖浴當成生活的習慣，靈活的運用而製造出健康的身體來。

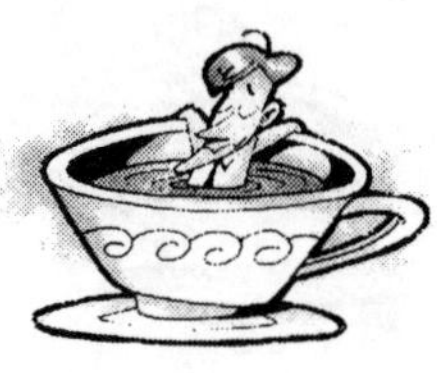

目錄

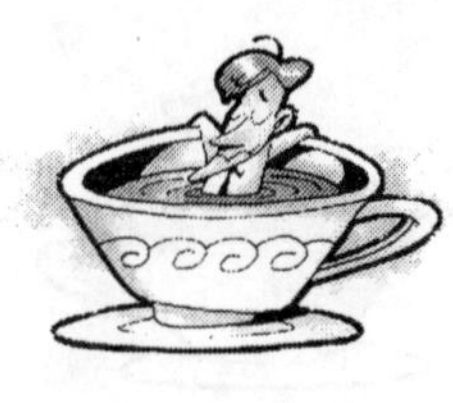

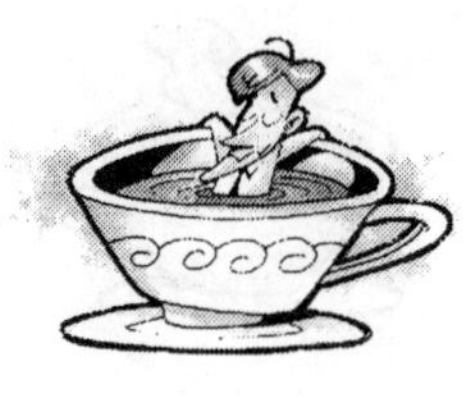

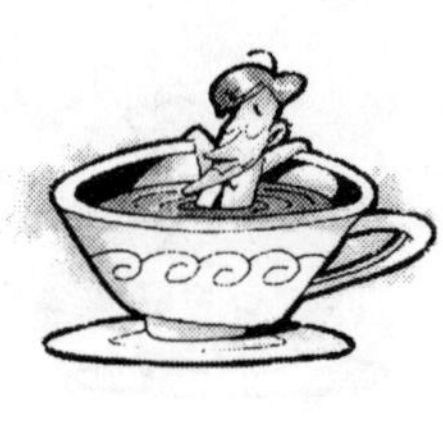

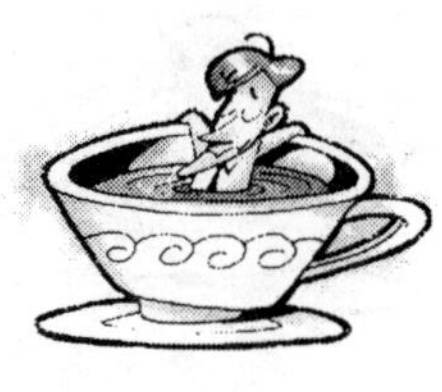

目　錄

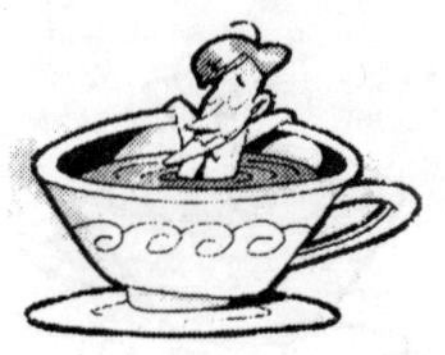

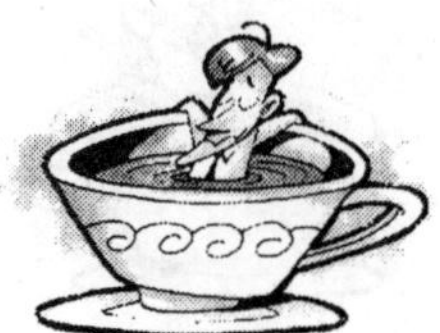

第一章 認識三溫暖

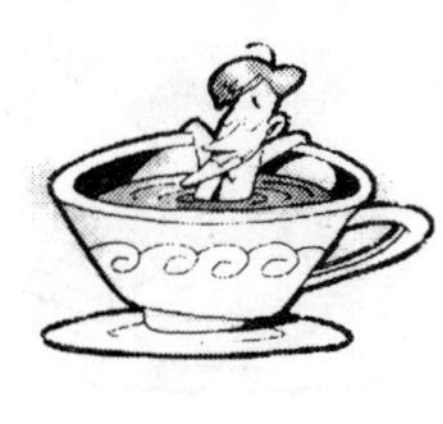

一、何謂三溫暖

三溫暖是使用一百度高溫的空氣浴，而濕度只有一〇％～二〇％。必須視其洗法的差異來判斷，有時候是對健康有益；然而，也有對健康無益的情形出現。

由於沒有如何洗三溫暖的一般規則，因此，如果能夠正確的使用，效果就會非常卓著。現在，讓我們來確實的了解三溫暖，並享受有效的三溫暖吧！

第一次洗三溫暖的人，可能會躊躇不定；然而，那些洗過好幾次的人，就會了解怎樣洗才能達到效果，並知道三溫暖的真正效用在那裡了。

在這裡，讓我們來談一談有關「三溫暖的正確使用法」。事實上，三溫暖並沒有特別需要遵守的規定，不過，一般的三溫暖，是有「公共三溫暖浴場的入浴規則」。其內容是，禁止入浴者唱歌、吹口哨、大聲喧嚷、攜帶收音機和狗等。

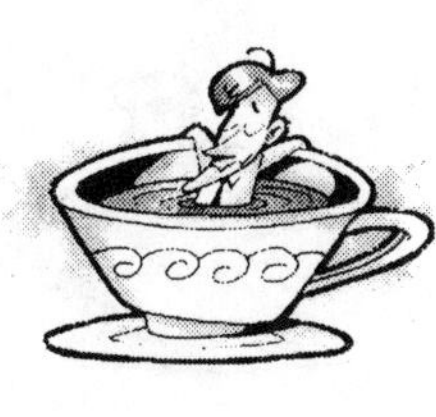

然而，應該不會有人，能夠在九十～一百度高溫的房間裡，來收聽股票行情，或是輕鬆愉快的高歌一曲吧！洗三溫暖者的第一個義務，就是保持安靜，這一點想必大家都已經明白了。

有一句古諺是敘述著相反的情形：「不要躺著唱歌！」但是，使用三溫暖的人，並不是不喜歡講話，或是不願意享受快樂，其實，情況正好相反。

準備進去洗三溫暖的人，每個人都是帶著冷靜而又輕鬆的心情，他們都是特意要拋棄噪音的生活，而三溫暖浴就是其中之一的方法。

二、三溫暖浴需要花費時間

使用三溫暖的過程，從脫衣到穿衣，大概需要花費二～三小時的時間。因此，一般人在入浴之前，最好能夠吃一些東西。不過，肚子過飽時，並不適合洗三溫暖；同樣地，如果是餓著肚子，也是不太理想。

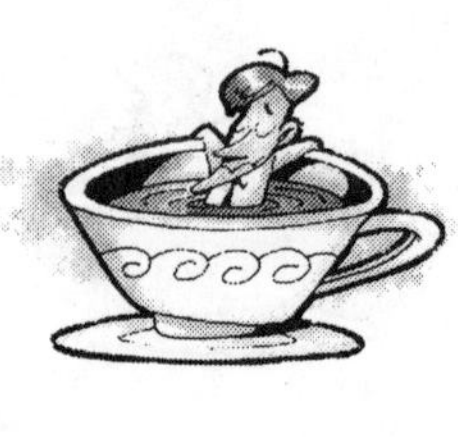

●帶到三溫暖中的用具

去洗三溫暖時，必須攜帶肥皂、浴用毛巾、梳子、刷子、大浴巾、浴鞋等。而浴巾最少需要準備二條，一條是用來洗刷身體、淋浴或入浴後，擦拭水份的；另一條是披在三溫暖的躺椅上，準備躺在上面時使用。毛巾最好是充份乾燥，以便能夠吸收汗水。

在休息時間中，最好使用浴衣；另外，也不要忘了穿上浴鞋。還有，不論男或女，只要是長髮的人，如果沒有帶上浴帽，則不可以潛水或進入游泳池中。

●進入三溫暖室之前

在進入三溫暖室之前，大概需要十五分鐘的準備時間。這段時間內，先上廁所，然後用熱水潑一潑身體，再以肥皂將全身洗淨，最後擦乾。

手腳比較寒冷性的人，最好能夠事先使用溫暖的腳場，而且，必須要等到身體完全乾了之後，才可以進入三溫暖室。這一點是大家必須共同遵

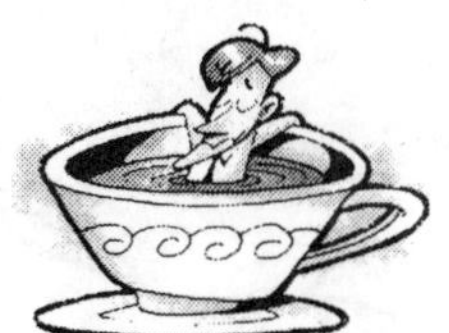

第一章　認識三溫暖

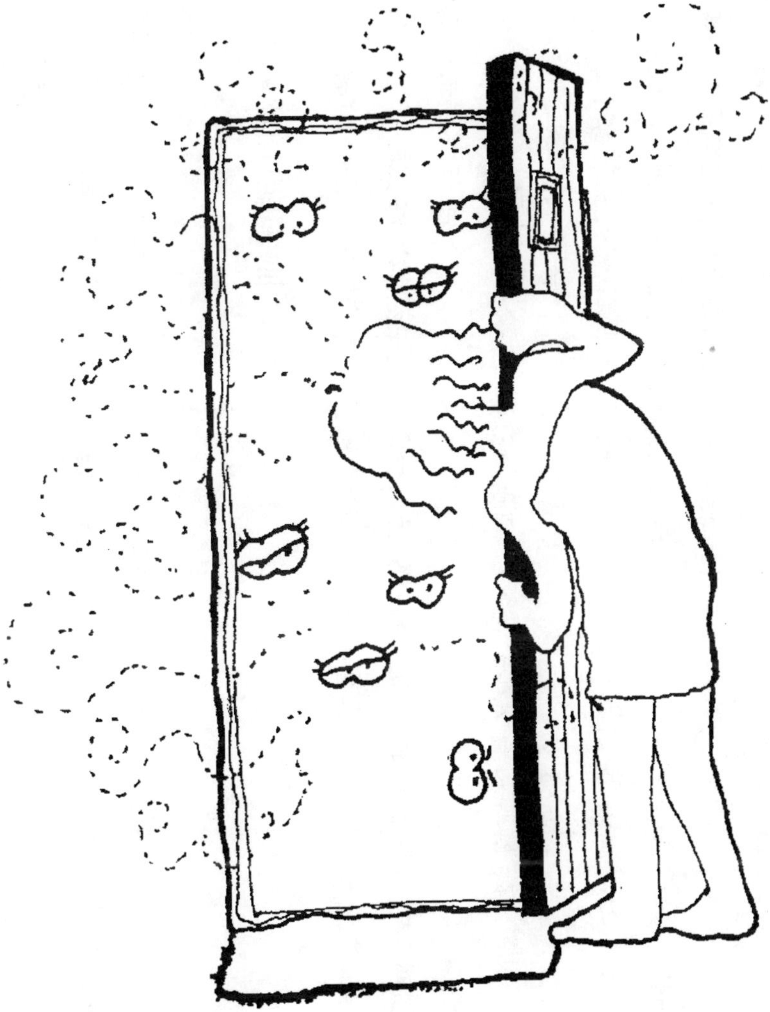

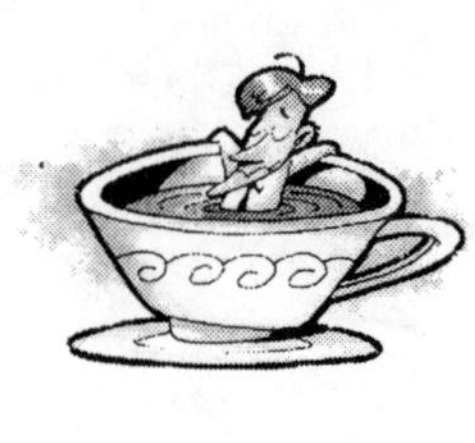

守的原則。

因為，進入三溫暖室時，皮膚的表面如果完全乾燥，那麼，體內的水份就可以直接向外流出；然而，如果身體是濕的，發汗的效果就不理想了。

●在三溫暖室

帶著毛巾，輕輕地打開門，然後從容不迫的進入三溫暖室。在這時候，一定會感覺到熱氣正朝自己的方向襲來。而三溫暖的室內，往往都設置了暗淡的燈光。

進入三溫暖室的人，不是坐在階梯上，就是躺下來保持輕鬆，過了不久，汗就會流了出來。

對新進來的人，只要以目示意打招呼，不要太過分的觀察對方，或是干涉對方；同時，也不必為了讓出場地而站起來。至於新進來的人，也應該不妨礙任何人，而應逕自找一個地方坐下。

過了一會兒，第一次的「汗珠」就會流出來，臉部會覺得有點陣痛。

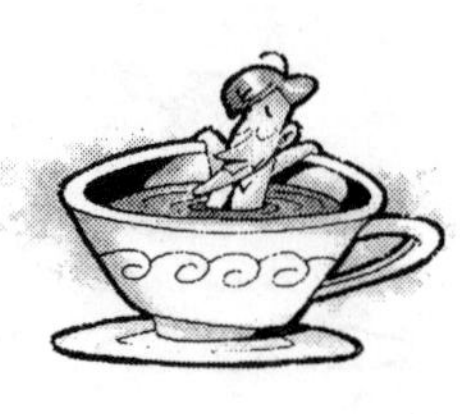

汗珠集合起來，沿著鼻子滴下；同時，背部也接著流出一顆顆的汗珠，汗珠也聚集成一條線滴落。雖然覺得稍微癢癢地，不過，汗會滴得愈來愈厲害，最後會像河流一樣的滴落下來，這時就沒有發癢的感覺了。

這就是發汗的開始，從現在起，身心都會覺得很輕鬆。因此，室內的角落裡，可以聽到輕微的笑聲，有的人在小聲的交談、談天說地，也有人正說些幽默的話題。

當集中在發汗的重要時刻時，大家都不會想要說話才是，因為每個人都會專心一致的等待發汗。於是，只要汗流出來後，就會把日常的工作壓力或許多討厭的事全部解放，而轉換成幸福的氣氛。這不僅是身體被洗刷乾淨，甚至連心中的任何一點，也都覺得很清爽。

三、三溫暖的各個過程

到底要坐在什麼地方比較好，這必須要有數次的經驗之後，就會愈來愈明白。如果變成比較內行時，就會了解坐在那一條長椅比較合適。也就

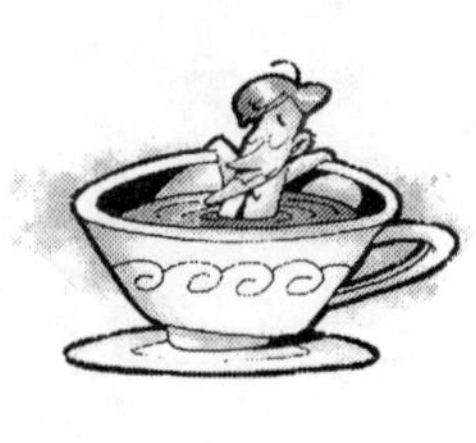

是說，當你一進入三溫暖室後，到底是坐在中段的長椅比較好，或者是在第一次就選擇最熱、最上段的長椅比較好，你將會判斷出來。

溫度的高低，一般都是從下面到上面，分成三個階段。也就是五十－六十五－八十度，有的地方則有九十度的；甚至在最上段，也有一百度或一一○度的。

然而，並不是最上段的溫度，就表示能夠發汗愈多。發汗最多的時候，約是六十五度；超過六十五度，並不會增加。因此，對於愈熱愈有效的想法，應該予以去除。

三溫暖室，是事先就加熱的，熱的放射，不只是從爐中發出，連牆壁、天花板等各個角度，也都有熱氣。只要靜靜的坐下來或躺下來，接受熱的作用。熱透過皮膚和呼吸器，慢慢的滲透到身體內部，這並不是「被動的反應」。

熱是隨著皮膚、肺部以及淋巴液的流動，被搬運到身體內深處的。

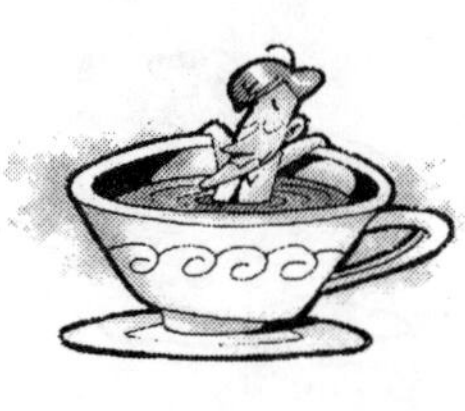

四、第一次的三溫暖過程

●慢慢的進行

第一次進入三溫暖的人，最好先坐在最下段。經過幾分鐘後，再移動到稍微高溫，也就是約六十五度的中段。大約坐了八～十五分鐘左右，心中就會感到非常愉快。這就是最初的三溫暖過程。

只有初次經驗的人，也許需要砂鐘來計時。不過，到底在什麼時間，需要冷卻一下身體，或是喝一點飲料比較好，則必須要由自己來判斷。

成了內行人時，大約就可以忍受十五～二十分鐘，甚至可以忍受更多一點的時間，當然這也要看季節。表皮的溫度，夏天會比冬天高幾度，因此，天氣熱的日子，並不需要加溫太久的時間，畢竟這時身體內的血液循環比較好。從這裡可知，冬天就可以忍受很高的溫度。

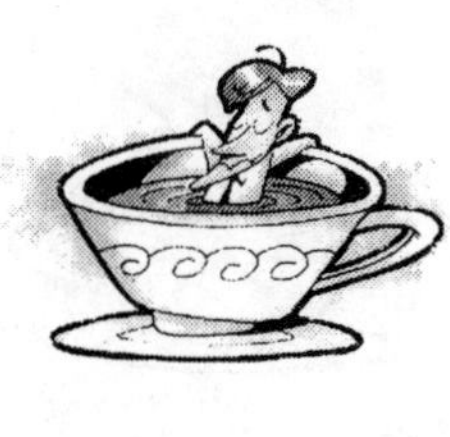

●腳抬到坐下來的高度

進入三溫暖室後，體溫若在室內的溫度以下時，在短暫的時間內，就會有水蒸氣附著在身體上，這絕不是出汗的關係。遇到這種情況，儘量的躺下來，或是把腳抬放在長椅上，然後提高到坐下來的高度。這樣一來，就可以輕鬆的接受熱氣，而且，也要注意常常做深呼吸。

躺下來享受過三溫暖後，準備要出去的二、三分鐘時，最好能在室內站立一會兒比較好。當然，這也是因人而異。不過，由於有些人在站起來後，可能會感到一陣子的暈眩。因此，最好能夠衡量一下情況，再離開三溫暖室比較好。

●何謂冷卻？

熱浴之後，是需要冷卻的。先到外面去，或是至少也要站在打開的窗戶邊。同時，打算要走出三溫暖室的人，最好不要忘記用毛巾把腰部圍起來。

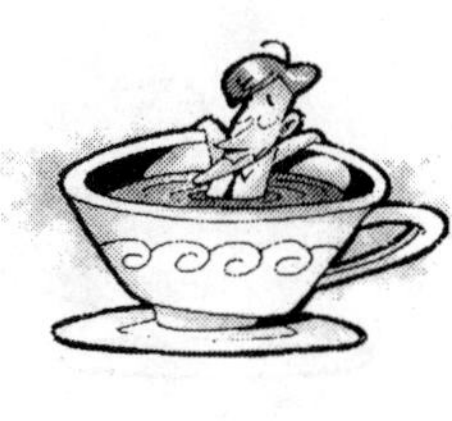

到了外面，慢慢的走動、活動手部，或扭轉搖動腰部，還要配合做深呼吸。

●注冷水

接著，再次的進入室內後，依自己的意願去決定用冷水淋頭，或是使用水管，從腳至身體，或由手到身體上部，然後再從臉部到肩膀的部分潑水。如果你的旁邊有親切的人在場，也許會幫助你由背部潑水。還有，自己覺得有必要時，也可以先休息一陣子，再到潛水槽或游泳池去。有關潛水槽或游泳池的事項，留待後章再述。

不論你是怎樣舒展筋骨，但是，在游泳池中，不只是游泳而已，也應該多次的扭動彎曲身體，使脊椎骨輕鬆下來。另外，短距離的競賽，由於會過份的激烈，恐怕不太適當。在第一次的三溫暖過程中，如果就把全部的冷水處理，以一次做完，這是不太好的。由於在這個時候，身體還沒有充分的溫暖，所以有時候會因而發抖，尤其連腳部也開始發抖時，絕對要避免。雖然是感覺很舒服的涼度，但是，有時也會變成惡寒的。

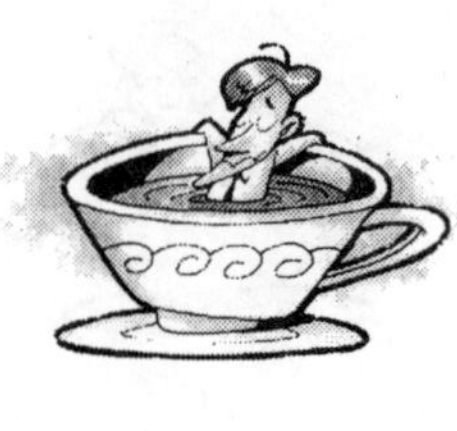

●加溫腳部

經過五～十分鐘後，再繼續第二次的三溫暖過程時，腳部必須要溫暖才可以。如果感覺不溫暖，必須坐下來做一些腳部的運動，等到運動也沒有效果時，才開始使用熱水加溫，使腳部溫暖。

●注意汗疱

雖然「腳溫盤」是三溫暖中，一種不可或缺的物品，但是，如果使用者都對它感到不滿時，這個設備就有問題。因為，它很容易成為產生汗疱的溫床之一。

進入三溫暖室時，腳部會感覺很冷的人，就是末梢血管的循環很衰弱。因此，即使把腳部泡在熱水中，也無法使其溫暖時，就是屬於「被動的反應」了。

最有效的方法，就是在小腿肚的肌肉組織上，拍一拍、搓一搓，並且動一動腳趾，以使促進血液循環。然後以腳尖站立，搖動身體，輕快的左

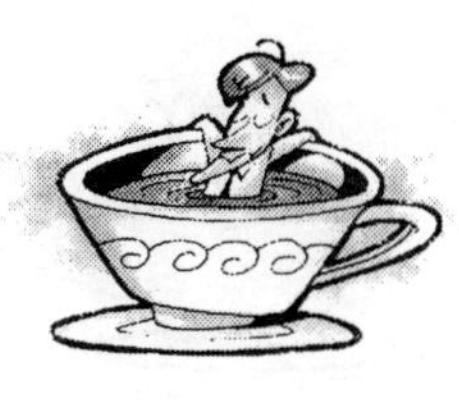

右移動，這是促進血管循環的很好運動方法。

●自律運動

進入三溫暖室後，自己獨自沉思，或做自我啟示等，是很有益的事。如果能夠再將自律訓練法和身體的運動交互進行時，就可以達到在三溫暖室中的最大樂趣。

關於自律訓練法，只要能夠接受經驗豐富的醫生的指導去施行，就會有很大的收穫。至於這方面，現在市面上有很多有益的書可供參考。

當你是以冷冷的雙腳進入三溫暖室時，應該怎麼樣自我啟示，在這裡就來舉個簡單的例子：

首先，假定自己正站在一片溫暖的石板上。

然後，你可以自言自語：「我現在正站在溫暖的石板上，腳底可以感覺到熱氣。我在這片溫暖的石板上，動一動腳趾，腳趾馬上就溫暖起來，於是，熱就向身體的各部傳達了，我感覺溫暖的石板，愈來愈熱……。」

像這樣的集中思考，由於腦部的作用，小腿和腳部的血管，就會全面

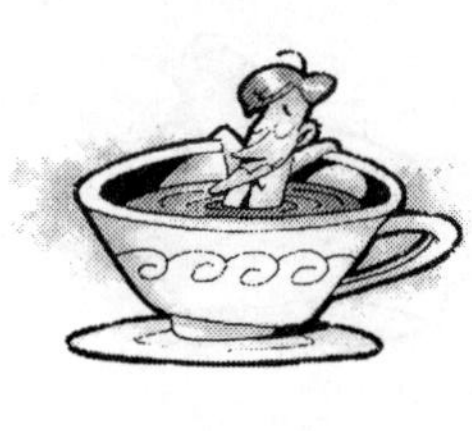

的溫暖起來。如果無法像這樣的自我控制，也可以在淋浴時，打開霧狀的熱水，沖洗小腿和腳的上面，並且充分的動一動腳趾和腳部就可以了。

五、第二次的三溫暖過程

●血管的鍛鍊和促進新陳代謝

第二次的過程和第一次並沒有兩樣，原理都是相同的。就是反覆的實行加溫和冷卻的過程，基本上可以達到血管的鍛鍊和促進新陳代謝的效果。身體經由加溫後，血管就會膨脹，如果冷卻，就會收縮起來。要使用多少的溫度來加溫或冷卻，最好考慮自己身體的受熱狀態，然後自行決定、調節溫度的高低。

如果是內行的人來使用三溫暖，他就會慢慢的實行有溫度差的交互浴。但是，千萬不要做到感覺冷顫，甚至休克般過份的激烈情況。身體感覺冷時，就應該立刻前往三溫暖室中，一直坐在最下段，等到心情變為輕

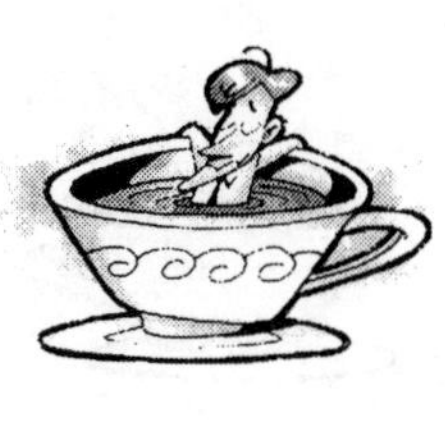

鬆愉快為止，身體才會恢復平衡。

以上的一些鼓勵各位實行的事項，千萬不要過份的拘泥於形式上，最好是隨時配合自己的情況而調整。在三溫暖的過程中，只要是自己想做的事，或是會使自己快活的決定，都應該自己主動去實行。

等到第二次的過程結束後，任何人的心情都會感到很愉快的，這是因為熱已經滲透到身體內部的緣故。體內愈溫暖，就愈能忍受冷卻。因此，對潛水槽或游泳池的水，會感覺比以前更溫暖，這是由於雖然經過冷卻，但是，體內還依然保持了充分的熱。身體冷卻後，穿起浴衣，回到休息室後，並不會顫抖，心情反而十分輕鬆。

●按摩要等到適當的時候

想要接受按摩的人，應該等到第二次的過程完畢後再施行。因為，必須身體的內部已經充分的溫暖之後，再接受按摩。按摩時，必須防止神經的高昂或冒汗。

關於按摩的效果，後面會有詳細的說明。在這裡，只能總括而言：

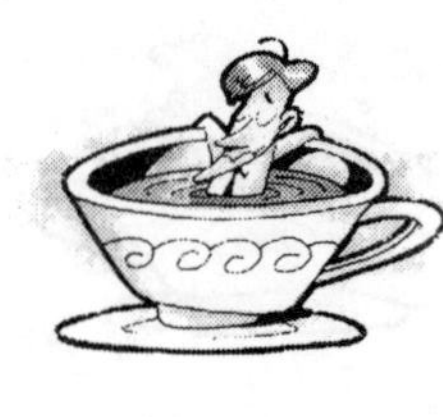

「適當的按摩，可以使三溫暖的熱氣更增大的。」

六、第三次的三溫暖過程

●身體的低溫加熱

習慣洗三溫暖的人，每個人都知道第三次的過程最舒服。外行的人，只要到了第三次的過程完畢，也會了解身體已經完成了「低溫加熱」。於是，即使在穿著厚重衣服，仍然感覺很冷的零下二十度的嚴冬中，雖然未穿衣服，也會有溫暖的感覺。因此，在那麼低溫的天氣下，如果再加上衣服，身體的溫暖就可想而知了。

不僅在冷冷的潛水槽中，覺得很快活；在游泳池時，只要稍微運動一下，身體就會冒汗。在水中的確也會發汗，這是已經得到證明的。

因此，由於身體已接受加熱，對外界的氣候的變化，就不容易受到影響。身體的每一處，也會感覺溫暖和輕鬆，這樣就能增加柔軟度，而且，

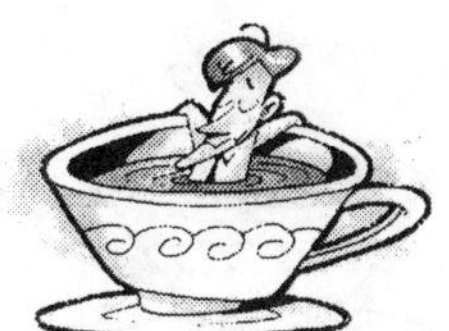

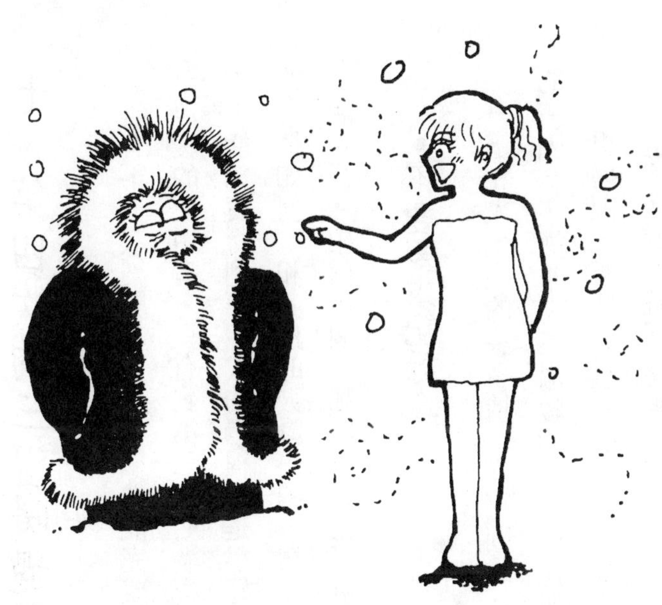

很有活力。以前常常會感覺到酸痛的地方，也就不再有此種感覺了，甚至脖子或手腳的僵硬現象，也都會消失無蹤。

●爽快感

習慣第三次過程的人，會感覺年輕了兩、三歲一般，而對人生有非常樂觀的看法。另外，本來感覺很難解決的事，現在反而變得很容易。由於精神上有了很大的轉變，心情就會很快樂。這類的現象，常常可以從使用三溫暖的人的眼中看出來。

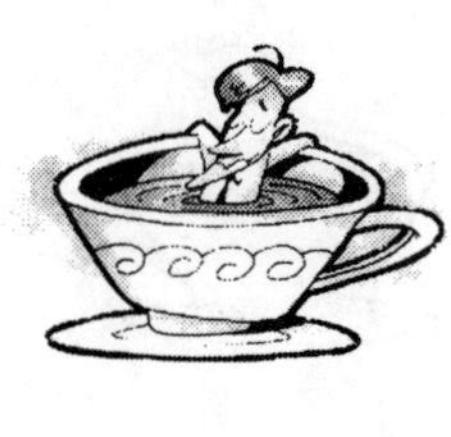

七、第四次的三溫暖過程

有第一次經驗的人，希望他能完成第四次的過程。如果是相當內行的三溫暖的使用者，只有到第三次的過程，可能會感覺不夠。雖然在短時間內，能夠實行到第四次的過程，是很好的情況；不過，這也必須要看各人的心情如何。和其他的鼓勵事項一樣，必須合乎自己的意願，使自己感到快活才行。相信每個人都應該非常了解自己的界限吧！

●不要要求記錄

這和人生中的許多情況是相同的，只根據記錄來比較，是不太適合的。因為，經常上三溫暖的人，會比偶而上三溫暖的人，入浴的時間較長；更何況，有些人是每一天都必定洗三溫暖的。

這種情形，就好像是一種信仰。

每天都洗三溫暖的人，當然已經很習慣於溫、冷的交替；然而，也不

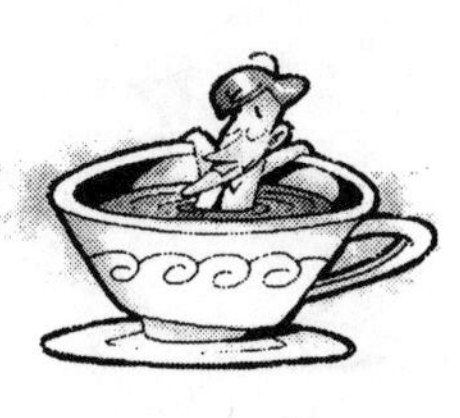

能說，一個禮拜只洗一、二次三溫暖的人，就無法適應這種冷、暖的交替；不過，每個人都應該好好自我協調一番，去努力實踐它的周期性；因為，身體只要能順應這種周期性的交替，就可以了。

●預防感冒

洗三溫暖的時間，大概是二～三小時；不管是每天洗，或是每週洗一次，三溫暖後，要避免長時間的冷卻。

三溫暖後，立刻穿起衣服回家的情形並不好；因為如果身體仍然在冒汗，這樣做很容易就會感冒，應該慢慢的利用空氣來冷卻一下，等到恢復成通常的體溫狀況才好。而且，如果上床之後，仍然還會流汗時，最好不要立刻睡覺，應該再平衡體溫。

趁著還有一點微熱時穿衣，雖然仍是較熱的狀態，可是不必擔心感冒，這時不妨慢慢的散步回家。不過，如果和正在感冒咳嗽的朋友接觸時，情況就不一樣了，很可能那位朋友的感冒會傳染給你的。

一般說來，洗三溫暖的人，比起其他的人來，對感冒的抵抗力應該是

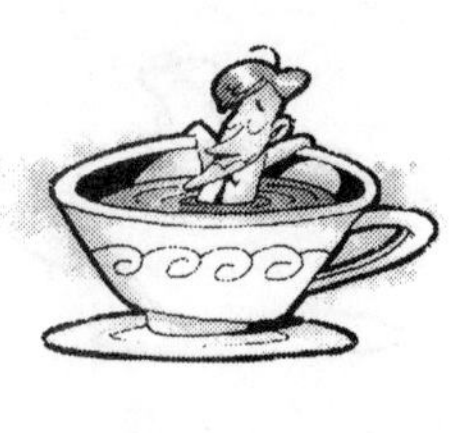

更強的。因此，如果已經充分加熱過了，仍然感冒時，就表示這個人對寒冷是沒有抵抗力的。

其他還需要注意的是，若長時間穿著濕的浴衣，有時也會感冒的，所以要穿衣服之前，最好儘量在更衣室或休息室中，光著身體讓水份充分發散，甚至連頭髮都要烘乾才好。同時，也可用油類的東西用力摩擦皮膚，最後，再穿上乾淨的內衣和襪子。

八、按摩

第一次嘗試按摩時，很可能會感覺到相當痛；尤其，當身體還沒有充分加熱之前，就去接受按摩時，疼痛的感覺就會更甚的。

因此，要按摩時，最好等到第二次的三溫暖過程完畢後，比較適當。

為了提高三溫暖的效果，必須對正確的按摩方法，有個正確的了解。

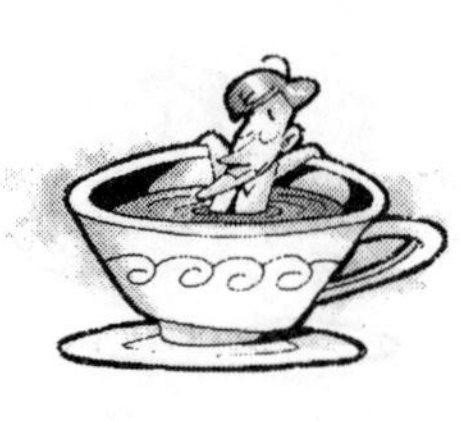

●血液循環

按摩可以使淋巴液和血液的循環良好。在身體上，揉、摩擦、輕拍，或者是用管子來滾動，就會促進血液的流動，尤其是手腳的血液循環，會有很好的效果。另一方面，也可以促進發汗，使老廢物都排出體外。還有，也能夠防止神經的緊繃現象。

不斷的繼續按摩，疼痛就會慢慢的緩和下來。當疼痛消失，肌肉就會鬆懈，心情也會輕鬆愉快。

●肌肉組織

只要是正確的按摩法，身體應該不會感覺疼痛。因此，絕對不可能用力到肌肉十分疼痛，甚至瘀血的現象。

如果疼痛的地方，是發生在肩膀、背部、腰部等地方時，必須請專門的按摩師來處理。這是因為肌肉組織發生毛病，所以需要糾正。雖然經過了按摩，而卻沒有得到療效時，就表示無法達到糾正的效果。

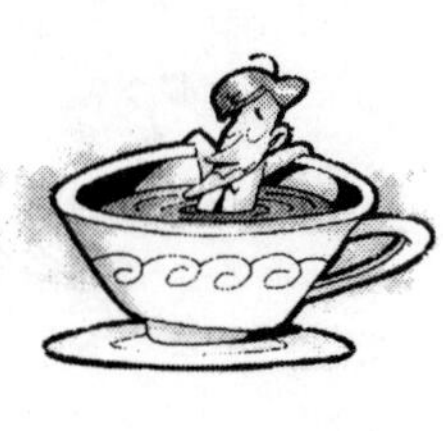

假如你有意利用按摩來減輕疼痛，應該坦白的說出來。一個優秀的按摩師，是可以適當的調節按摩的時間，以及其施力的大小。

●按摩的優劣

按摩可以稱得上是一種藝術，有很多的人，始終無法學成；而與生俱來即有這方面才能的人，又是非常的稀少。經常接受按摩的人，就可以充分的了解，怎樣才是好的按摩法。但是，不習慣的人，最好不要被「溫柔式」的按摩所迷惑才好。

好的按摩師，一般都只會使用粉末，幾乎都不使用油類或按摩霜，因為，只要使手直接密合在顧客的身體上，這就可以了。不是優良的按摩師，往往是隨隨便便的把油塗抹在顧客的身體，從上到下；然而，推敲其效果，幾乎是等於零的。

身體接受按摩之後，一定要休息。最有效的方法是：把腳部用乾的按摩毛巾包起來，身上披著浴衣，然後腳部放高，而胸部和頭部則不可以受到壓迫，為了方便自由呼吸，胸部最好不要放置任何東西。如果不要休

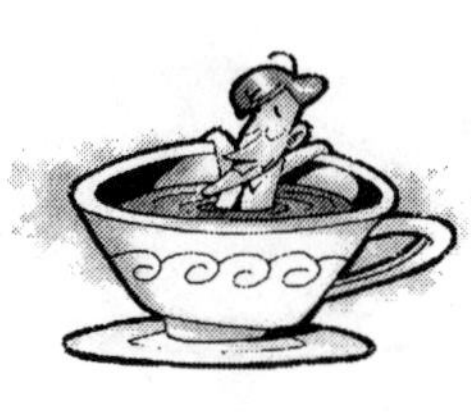

息，就立刻去洗三溫暖的第一次過程也可以。

●有歷史的浴場的按摩

創造按摩的方法，並不是最近才有的事。在浴場裡，依照顧客的要求，幫助洗澡的人或發汗中的人用指甲來抓，這就是按摩的開始。

他們有時也會使用「柴束」來代替指甲，然後潑上灰汁，等到流過一次汗後，再加以整理、揉軟身體，最後再灑上灰汁洗頭髮。如果顧客有需要，也可以幫他刮鬍子，或是理頭髮，剪至流行的長度。同時，只要是顧客願意，也可以像剛出生的嬰孩一般，躺著睡一覺。

「柴束」這種東西，是從芬蘭的三溫暖流行的，在芬蘭洗三溫暖時，不論是哪一個過程，都會使用「白樺束」來拍拂身體的。

德國的三溫暖，這類的方法，已經漸漸的消失了。理由之一是，白樺的樹枝很難採集。另一個原因是，這種方法在普通的公共三溫暖浴場中，幾乎都無法實施，所以就不再流行了。

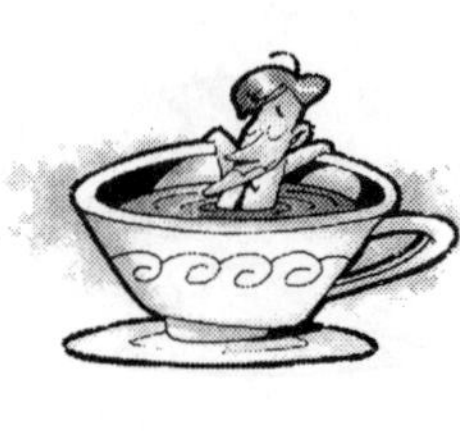

九、按摩後的日光設備使用

按摩之後，立刻到有日光設備室去，是非常理想的選擇。各位都知道，由於按摩促進了血液循環和淋巴液的活動，因此，就能夠紓解緊張的神經，也可以防止關節的硬化等。

另外，這種透過紫外線照射的治療，可以使得維他命和酵素對於皮膚的合成作用，發揮良好的效果。因為腺、淋巴液的循環活潑化，所以，可以增加對傳染病的抵抗力。

●三溫暖的空中溫度

在蘇俄，從很早以前就已經開始使用一種濕度非常高的蒸氣性的三溫暖。但是，德國就不一樣了，他們比較喜歡乾燥的芬蘭式的三溫暖。

由於現代都是使用電氣式的三溫暖爐，因此，可以隨時調整三溫暖的溫度。只要注水下來，就可以得到適合於溫度的濕度來。雖然如此，如果

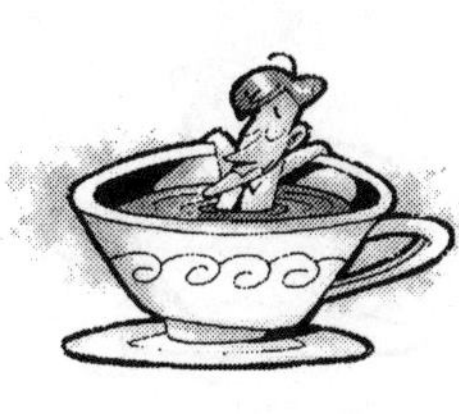

想要看出溫度和濕度，稍微有些困難。因為，不只是通風或溫度調節，同時，也要考慮內裝的木柴種類，以及新鮮空氣的攝取量。

最近，看到從游泳池攝取新鮮空氣的方式。但是，這種方式因為空氣濕度較高，還是比較鼓勵乾燥式的三溫暖。事實上，為了提高三溫暖的濕度，經常有很多人會要求不斷的注水，這是人工式的注水。

注水時，也可以同時添加植物的香氣，一般特別受歡迎的是柚木或松葉等；因為這些東西，比較適合我們氣管的黏膜，不會太刺激。

有關注水的問題，一般的人都會誤解，以為水注入後，身體就比較容易發汗。

其實，注入水後，會突然感覺發汗，是由於約四十度的溫暖水蒸氣停留在比較低溫的皮膚上的緣故，並不是立刻發汗的現象。而後，三溫暖顧客的頭部，會非常的紅潤，水滴也會像河流般的落下。

但是，這種三溫暖的入浴法，只會增加血液循環和心臟的負擔而已，對於中、高年齡的人使用，是具有危險性的。

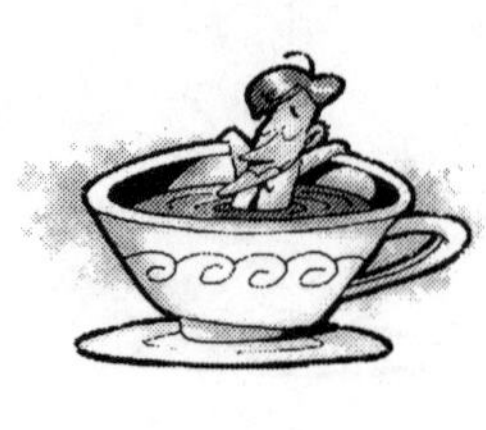

●蒸氣震撼的危險

有相當多的三溫暖使用者，均對「注水不會有用」的健康忠告，置之不理；反而覺得注水後，所感覺到的皮膚刺激，是三溫暖的顯著效果。其實，他們是把危險的蒸氣震撼，誤以為是三溫暖使用的最大效果。

十、潛水槽或是游泳池？

●在游泳池的動作

另外，還有一個間接的問題是，三溫暖後，到底是進入冷水的潛水槽，或是在游泳池比較好，潛水槽中的溫度是十二度～十四度，比約二十度～二十三度的游泳池的溫度更低。因此，潛水槽裡冷的震撼，是相當的大。在這裡面，雖然可以拍拍水，可是，幾乎無法運動。

然而，比較溫暖的游泳池，不僅可以游泳，也可以使身體旋轉，從俯

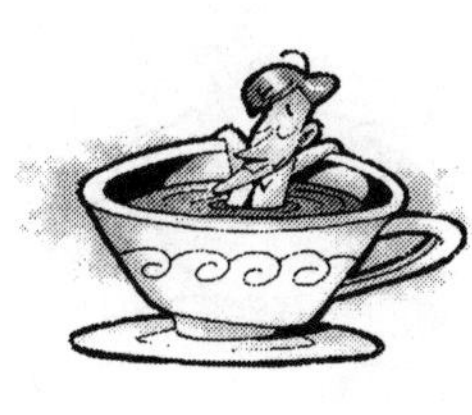

臥的姿態，改變為仰臥的姿態，或是由左轉換為右轉。這種動作上的各種變化，就可以緩和背部肌肉、腹部肌肉等的痲痺狀態，促進它們的活動。

●深呼吸

深呼吸是一種完全的反射運動。

經過高溫的三溫暖後，在冷冷的潛水槽和溫水的游泳池中，可以獲得調節。八十度～一百度的三溫暖蒸氣，和十二度或二十度水的溫度差，是相當大的。如果對這樣的水溫，會感到敏感的人，最好先在外面涼快且新鮮的空氣中，慢慢的活動一下，或舉起雙手做一做深呼吸，也可以直立著，來進行彎曲上身以及身體左右彎曲搖動。甚至也可以在雪中打滾，而且用雪來磨擦身體，也不失為一種好的辦法。

●肥胖的人和消瘦的人

三溫暖的熱，可以強力的促進表皮層的血液循環。由於血管的受熱，會愈來愈擴張，血液循環的效果也會更好。連皮下組織的毛細管，都會感

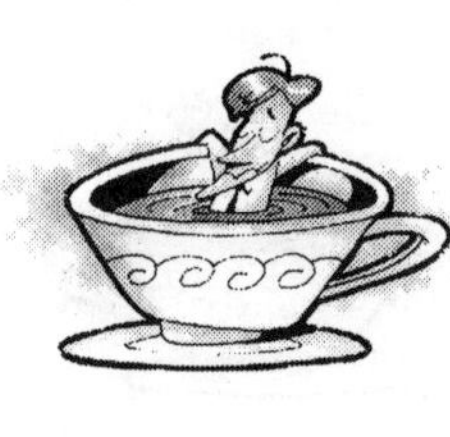

受到三溫暖的熱。

消瘦的人，脂肪比較少，因此對這種「血液震撼」很敏感；然而，肥胖的人，由於皮下脂肪層有好幾公分厚，所以，對震撼的感覺比較遲鈍。富有脂肪的人，不論是身體的外側或內側，熱的傳達效果都非常的差。當消瘦的人進入游泳池中調節體溫時，對血管而言，是一種非常有效的鍛鍊方式。

經過這樣的震撼之後，皮下毛細血管的粗細會起變化。因此，利用游泳來稍微凍一凍身體，體內的血液流動，就會加速起來。溫暖的血液，會通過整個細胞組織，替我們洗淨腎臟、肝臟、消化器官、胰液腺，甚至於賀爾蒙系等。當然，三溫暖浴也把熱傳達到肺部、肺動脈的。所以，為了冷卻內部，是必須常常做深呼吸的。

●從肺部加溫

由於喉嚨的發炎，而感到身體不適的人，最好閉著嘴，改從鼻孔呼吸。身體加溫時，不僅是表皮，連肺部也會感受到熱的傳導。

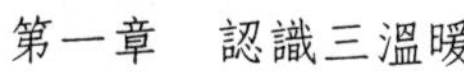

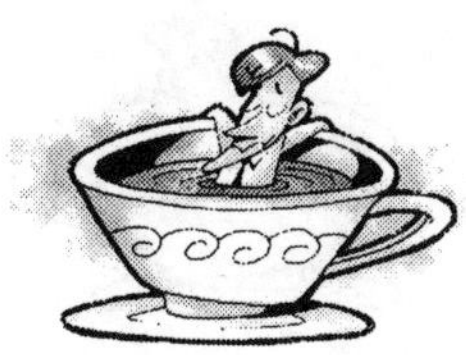

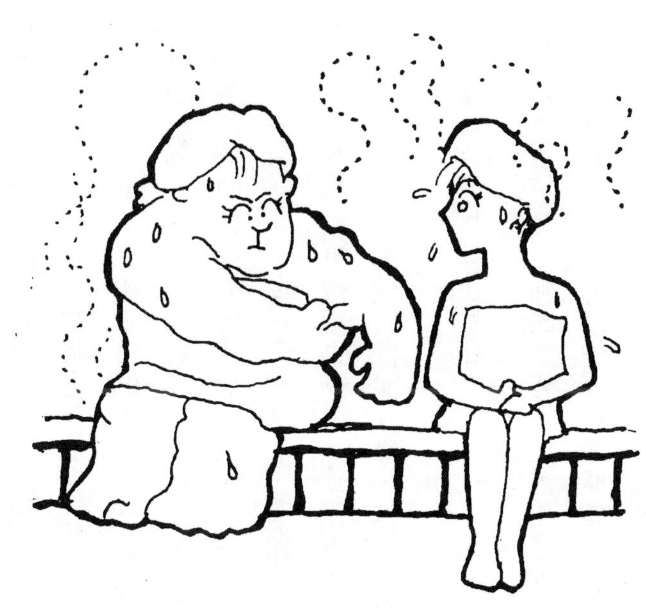

肺部的呼吸面積非常的大，大約相當於一座網球場的四分之一。如此一來，肺內部的血液和淋巴液的流動，就會更加的活潑化。

剛開始加溫時，熱度是無法深達肺部的，必須儘量從表皮層繼續加溫才有效。

肥胖的人比消瘦的人，更能夠耐熱。因此，在三溫暖時，就可以停留更長的時間，也可以一直進行到最上段的過程。同時，發汗的情況也比較好，大約能夠流出二公升的汗。接著，進入冷水潛水槽

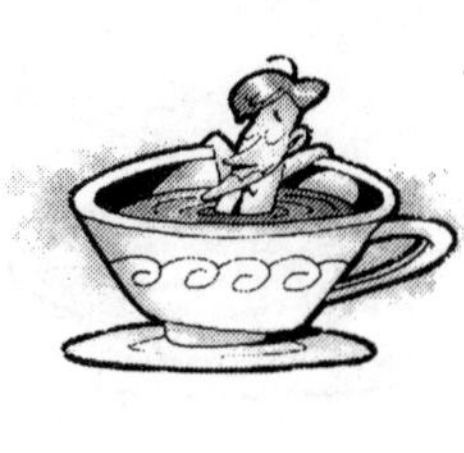

時，最上層的皮膚可以急促的冷卻，在這個時候，就是訓練血管的作用。再進一步，內側的皮膚層，也可以感受到刺激。

肥胖的人，大多數都會在很自然的反應下，選擇潛水槽而非游泳池，理由是二十度~二十三度的游泳池的溫度比潛水槽高，而無法使皮膚很快的受到刺激的緣故。因為，皮下脂肪愈厚，對感受冷水震撼的比率就愈小。所以，肥胖的人會比消瘦的人，容易適應冷水，而覺得較為溫暖。

在水中時，不論是肥胖的人或消瘦的人，最好能在水中活動一下身體。或者是從俯臥改換為仰臥，或是迴轉身體，也可以用腳潑水（像拍打水一般）；此外，做一做深呼吸，也是很有效的。

●考慮自己的體能

在三溫暖後，到底是要進入潛水槽或游泳池才好，並沒有基本上的限制，而是看使用三溫暖的人的體能如何，再做決定的。

一般認為，像潛水槽這種東西，不過是一種代用品而已。像三溫暖的發祥地的芬蘭，他們的三溫暖是用木頭搭建成的小屋，通常都建築在河

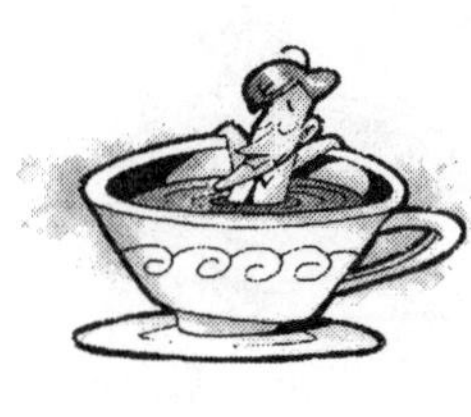

岸。如此，則方便於使用三溫暖的人，可以進入湖水中游泳，這是把天然環境的資源，發揮了最大的效用。

十一、運動和三溫暖

●在三溫暖的過程中，不要過分緊張

運動是從三溫暖的流行開始的，到現在它依然受到歡迎。今天，除了三溫暖之外，使用一些簡單的器具來做運動，已經成為一般的風氣。像這類的運動，不妨和三溫暖相互配合，但是，最好還是在使用三溫暖之前，就先實行比較好。

不過，必須注意不要做得太過份。一整天都在辦公室的人，如果突然開始運動，然後再使用三溫暖、游泳，散步，或是做一些其他的運動時，在分配上，最好能夠仔細衡量一下。因為一個已經習慣於被動生活的人，突然間想要同時做到各類的活動時，這是不可能的事，另一方面，也是沒

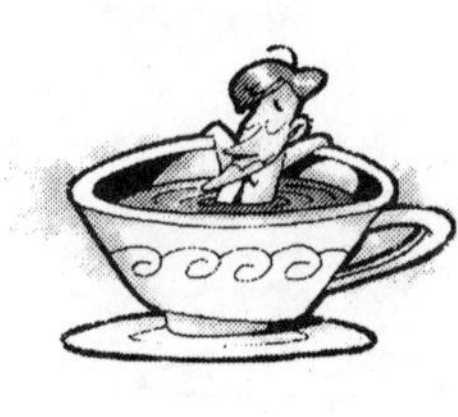

有好處的。

肉體經過了一段時間的刺激，然後再接著面對「忽冷忽熱的震撼」時，即使是一個有相當鍛鍊的運動員，也是無法立刻能忍受的。

從四十歲到六十歲的中、高年齡的人，如果這樣做，是會發生危險的。因此，應該在事前做好調整。畢竟，由於長年累月的職業上所積壓下來的習慣，已經成為身體中的障礙，不顧一切的嘗試，是會增加危險性的。所以，最好不要輕易的嘗試。

居住在現代競爭社會的人，可以說都被塑造成勤勞和緊張的「植物神經」狀態。因此，神經並不一定會反應出合乎生理學的規則的。

雖然有些人已經了解這種情況，但是，大部份的人並不知道。因此，想要享受三溫暖的人，應該認識這種情況，慢慢的期待它的效果，儘量維持長時間的努力，繼續增加次數。當然，這是一定可以做到的，不過，最好能夠配合自己的身體情況，耐心的協調，不斷地實行。

像這樣一步一步地習慣三溫暖的人，對三溫暖的效果，自然就會有信心。接著，舉出有關「入浴注意事項」的十個例子，希望能幫助各位在使

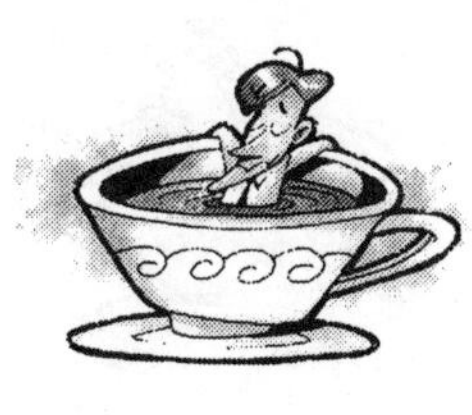

用三溫暖時，能有一些正確的認識。

●入浴注意事項1

在洗三溫暖之前，必須先有完全的休息後再進去。因為，以白天的身體熱度，如果直接進入三溫暖中，可能會造成一種壓力。這一點，希望各位要特別留意。

在進入第一次的三溫暖的過程以前，先休息大約三十分鐘的時間，以便消除白天的緊張狀態，而做好心情上的準備。肚子太飽或太餓，也都不適合進去。在開始時，先上廁所；並且要記得帶二條浴巾、浴衣、浴鞋、浴帽、毛巾、刷子、梳子、肥皂等。

另外，基於衛生的原則，在開始第一次的過程之前，必須用熱水和肥皂，仔細的洗淨自己的身體，這是每個人都應該做的。

應該避免的事——不可以穿著浴衣進入三溫暖。不論是怎樣的衣類，都會妨礙熱度的散發，而造成頭暈的現象。在進入三溫暖之前，也要避免洗冷水和溫水交替的淋浴，如此才能在三溫暖的過程中，更有效的享受變

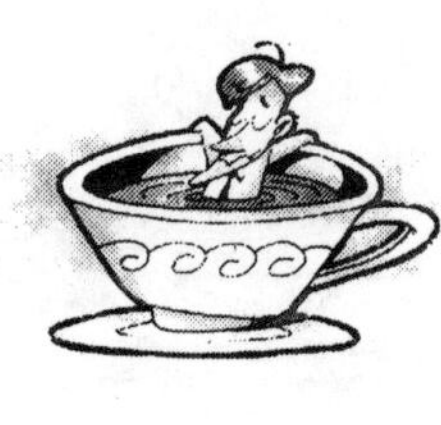

溫浴的刺激，而達到真正的效果。

●入浴注意事項2

把身體洗刷乾淨後，要完全的擦乾。以乾燥的身體接受三溫暖，才能更有效的發汗。為了促進血液循環和發汗，腳部最好能夠先行加溫。

應避免的事——不要帶著冷冷的腳，進入三溫暖中。腳部如果是冰冷的，要等到全身感覺溫暖，是非常緩慢的。這種現象，常常會發生在中、高年齡的人。然而，這樣的人，最好也不要使用腳部加溫槽（因為會有感染汗疱的危險性），應該以腳趾的活動來加溫比較好。

●入浴注意事項3

進入三溫暖之前，要記得帶舖在身體下面的浴巾。剛開始時，大約十分鐘內，先慢慢的躺在中段的長椅上，把腳部抬高，或者是以俯臥的姿勢比較好。在發汗中，也有人用乾的刷子來磨擦皮膚表面。

應避免的事——不可以坐在最下段或地上。因為這裡的溫度比較低，

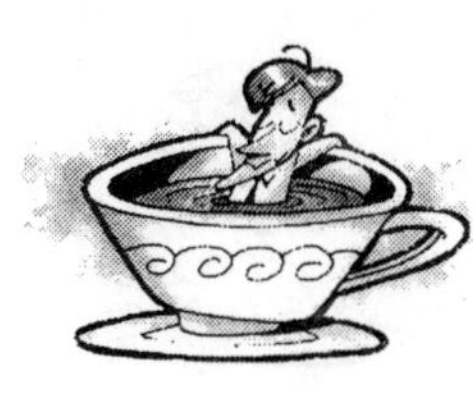

不能期待出效果。但是，如果是第一次進入的人或是小孩子，在剛進去的時候，先躺在最下段是對的。畢竟，應該先習慣環境，是先決的條件。

在這時候，由於還沒有適應，的確必須先判斷一下自己是否可以習慣於完全新的狀況。然而，如果在最上段的時間過久，也是有危險的。在這麼高溫的位置，因頭部一直承受高熱，故應該適時的移動。同時，要隨時考慮分配自己在高溫的時間。

●入浴注意事項4

離開三溫暖室之前，應該先坐起來，讓兩腳垂下，使血液流動適應一下身體的變化。如果突然間站起來，上半身會突然缺少血液，往腦部的血流就會減少了。至於淋浴（注水），是要等到三溫暖的過程結束後才實行的。

應避免的事——離開三溫暖室之前，不要讓身體一直暴露在最上段的最高溫度中，也不可以注水，或勉強自己忍受到限界以上的時間。乾燥的三溫暖是無害的，但是，高溫多濕的狀況，則是任何人都無法忍受的。

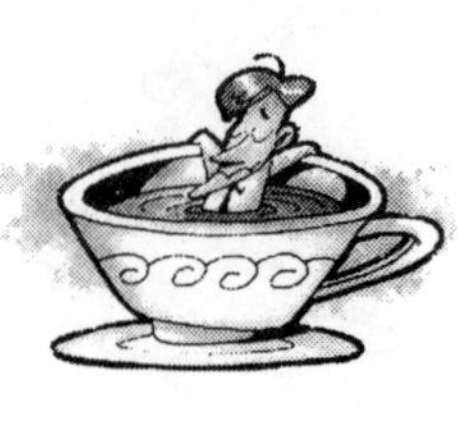

●入浴注意事項5

離開三溫暖室後，就要立刻進行冷卻。儘量到室外去比較理想，或是打開窗戶，在那兒乘涼也可以。

為了冷卻溫暖的氣管和肺部，最好做一做深呼吸。但是，如果身體感覺到冷，不要忘記要馬上回到溫暖的地方。

應避免的事——不要到戶外冷卻。即使在夏天也是一樣，三溫暖後，在身體還沒有完全乾時，不可以走到戶外。因為，皮膚受凍後，血液會集中在擴張的腳部血管，腦部就會呈現貧血狀態，而引起頭暈。

●入浴注意事項6

為了洗去附著在身上的汗，可以用冷空氣來冷卻，再做短時間的冷水淋浴。這時候，水要從腳部到身體，或是由手到身體的順序來潑，最後才潑在背部和臉部。頭部的潑水，習慣上都留在最後，這是為了防止熱的發散，因此，最好要記得這一要點。

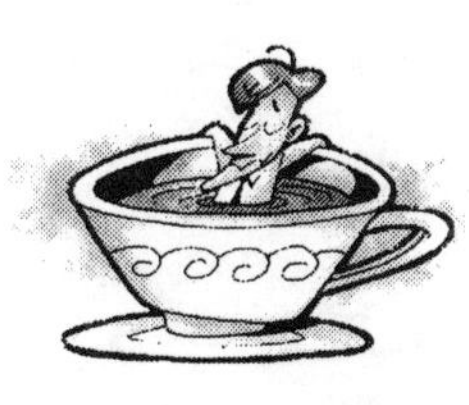

應避免的事——不可以一邊用熱水淋浴，一邊用肥皂洗刷身體，這樣會破壞皮膚的自然保護，有時甚至會妨礙血液的循環運行。

●入浴注意事項7

用水淋浴後，最好馬上進入潛水槽，而且，連頭部都要數度的潛入水中。如果體重是合乎標準的人，最好是到游泳池去比較好。但是，只要感覺有一點寒冷，就應該立刻離開水槽，而開始加溫腳部。

●入浴注意事項8

在潛水槽冷卻後，再進行加溫，然後就休息，做一做腳部的體操。如果有必要，可以一邊注入熱水，一邊加溫腳部，這樣就能把因為受到冷水的震撼，血壓上升的現象調整恢復過來。

應避免的事——在加溫腳部時，不可以穿著衣服。但是，如果感覺很冷，可以穿浴衣。

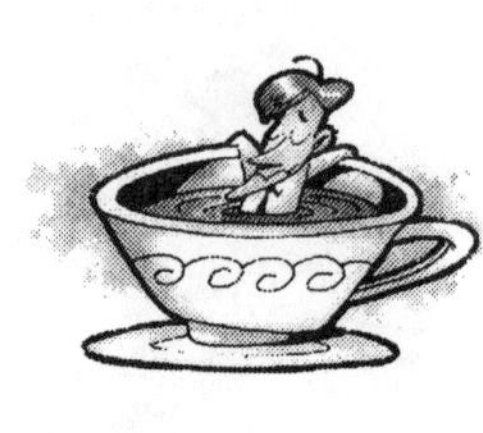

●入浴注意事項9

按摩是必須等到身體適當的冷卻後，才能進行的。最適當的時候是，剛做完第二次的三溫暖之後較理想。身體絕對不能太冷，以免肌肉容易緊張的部分會再次的硬化。

身體內的結締組織、肌肉組織和血管等，因為受到滲透到身體深部的三溫暖的熱，會使緊張消失，同時也做好可以排泄出新陳代謝的老廢物的準備了，這時候才是最適合接受按摩。有專門知識的按摩師，應該為增強三溫暖在我們體內所造成的作用才是。

應避免的事——汗又流出來時，或身體已經相當冷卻時，不可以接受按摩。而且，想要按摩時，必須等到身體完全乾燥之後才可以。

●入浴注意事項10

要開始另一次的三溫暖過程之前，一定要先休息一下，大約是十～十五分鐘。這時候，把兩腳抬高，儘量消除身體肌肉的緊張；為了維持體內

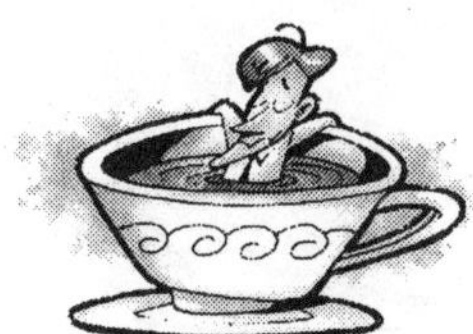

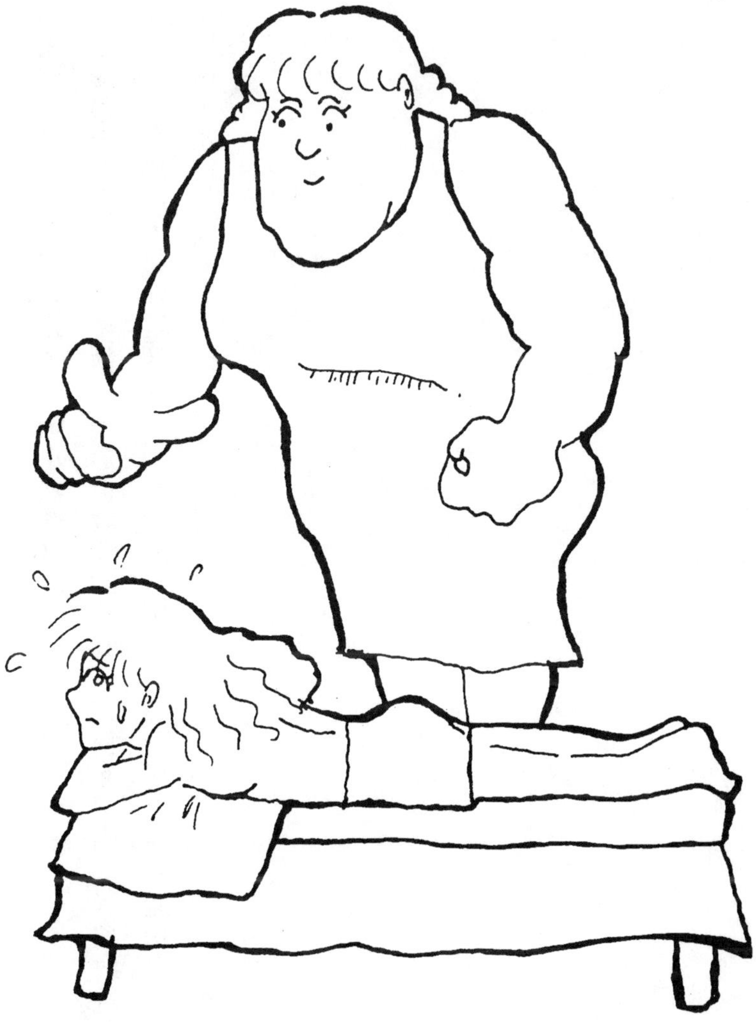

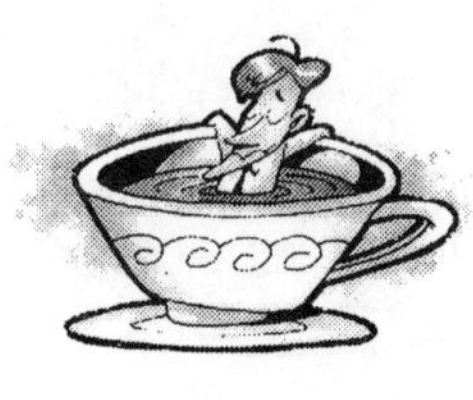

的溫度，最好把腳部包起來，防止熱的發散。

應避免的事——避免做一些還會發汗的行為。在日光室內接受放射線的過程，有的並不是在這個階段中實行的；應該是等到三溫暖的過程全部完畢後，才進行的。

第二章 利用三溫暖來製造健康

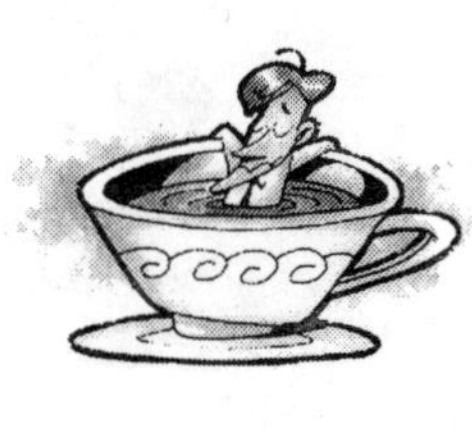

一、芬蘭三溫暖的秘密

現代人的生活環境是，夏天在冷氣房，冬天則躲在暖氣房。由於這樣過份的保護自己，使自己在工作上，完全沒有流汗的機會。日積月累之後，我們的身體，在不知不覺的情況中，已經變成半健康的狀態了。

所以，讓我們來活用這個可以解除壓力、恢復疲勞，並對安眠有效的三溫暖，維持和增進我們的健康吧！只要能正確的洗三溫暖浴，不但在高溫中不會被燙傷，反而對健康非常有利。

在芬蘭有句俗話是：「只要你能走入三溫暖室，則要從三溫暖室走出，是輕而易舉的。」

外行人也許會懷疑，突然從外面進入八十度高溫的三溫暖室中，到底對身體有什麼效果呢？而且，三溫暖室的最上段，是一百度的高溫，如果進入這麼高溫的蒸氣中，一般應該都會立刻被燙傷的；然而，實際上，只要三溫暖的入浴法正確，不但不會遭受燙傷，反而對健康非常有益。

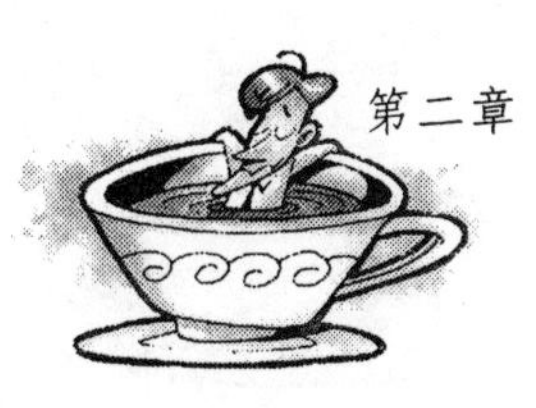

●蒸發問題

芬蘭三溫暖的秘訣是：在濕度大約僅有百分之五加熱，則來加熱。

我們進入三溫暖室後，汗就會從皮膚流出來。因此，由於蒸發出來的氣化熱，會使全身冷卻；所以，雖然身體不斷的被加溫，可是，絕不會感到太熱。進行三溫暖時，溫度通常只有二十度～三十度的皮膚，就可以提高到約四十度。

●去除身體的「渣」

經過一次的三溫暖過程後，從身體中失去的水份量，大約可以到達四百～八百公克。有時候，甚至會有二公斤之多。當然，從身體中排泄出來的汗，並不只是水份。汗是包含了礦物質、脂肪酸、電解物質等一些在血液中的東西。我們所排出來的汗的份量，通常都是由脂肪組織來進行相當的水份補給。因此，這就等於是除去了體內的「渣」。

完成這種「去渣」任務的器官，就是腎臟。腎臟是在皮膚之間的胚葉

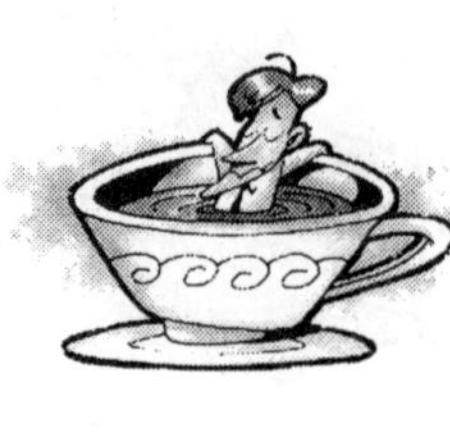

產生時，一個多樣分化的分泌器官。

由於三溫暖的高溫刺激，再經由腎臟的處理，體內多餘的水份就會被分泌下來；然而，如果因為刺激過大，體內的水份全部被分泌出來時，又該怎麼辦才好呢？其實，這種擔心是不必要的。健康的腎臟，會把溶解在老廢物中的水份，利用複雜的分泌作用加以過濾的，再把其中一部份的水份又吸收下來。

也就是說，身體是把這些組織的水份，以十分經濟的方式使用著。如果體內有缺水的現象，我們就會感覺口渴，這是三溫暖入浴後，一種很自然的現象。喝進了一些飲料，腎臟才能再度負起分泌的任務。因此，這種高溫的蒸氣刺激，會被看為身體的「去渣」作用，是有其特殊原因的。

這種現象，我們也可以由因發燒而產生的患病狀況來分析。因為要從腎臟和皮膚去除傳染性或有毒性的物質，所以就要開始發汗；這時候，為了使腎臟能夠巧妙的分泌出新陳代謝後的物質，我們就應該多攝取飲料。

三溫暖的功能，也就是製造出人造熱，來刺激我們的血液流動，並進而提高腎臟的作用。

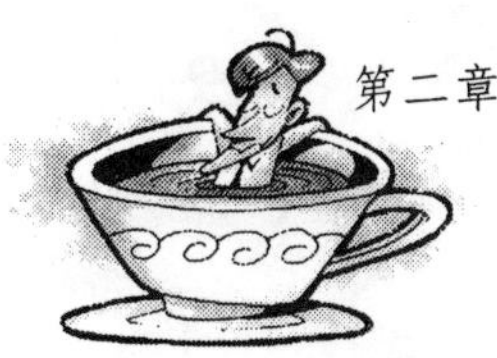

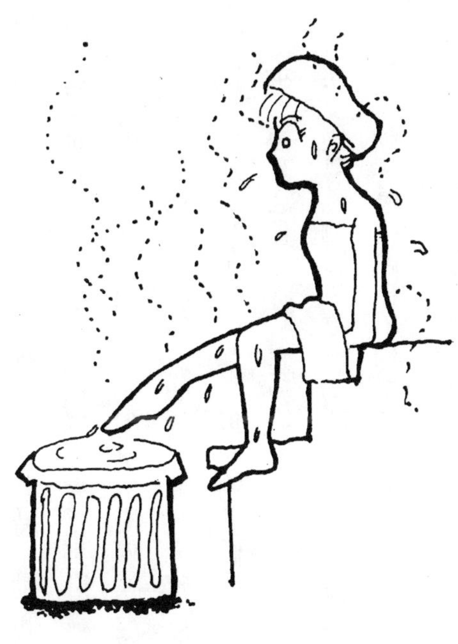

●發汗是否充分

激烈的運動，像網球、橄欖球等，也是會流汗的。但這種由體內流出來的水份，一般都不容易蒸發，而體內的溫度，就會異常的上升。

至於三溫暖，則是在極端的受到加溫後，接著又極端的被冷卻。這種冷熱交替愈快、愈激烈時，促進健康的效果就愈大。

在這種情況下，到底會發生什麼事呢？

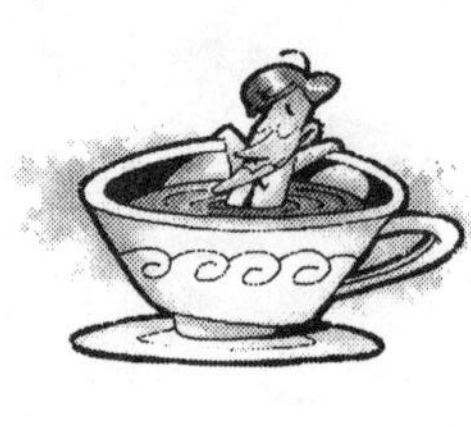

二、溫浴冷浴的交替浴

身體如果經常從外界攝取熱時，動脈就會漸漸的擴張。只要這種狀態繼續進行，血管的肌肉組織就會受到影響，而愈來愈不活潑。

雖然話題扯遠了點，但是，橫隔膜是體內最容易被忽視的肌肉組織，它是擔任胸腔和腹腔之間的界限。至於它被當作血液和淋巴液的汲桶的機能，已經消失了，因為，現在的人們都不再做真正的深呼吸。這是沒有跑步、沒有活動身體、運動不夠的緣故。一般人都只是做表面的呼吸，也就是從腹腔到胸腔，又從胸腔移動到腹腔而已。如果想要促進血液和淋巴液的流動，這樣做是不夠充分的。

●血管的肌肉組織

現在，一般人血管壁的肌肉組織，比橫隔膜更沒有受到任何的刺激。因為，我們在夏天都住在冷氣房裡，冬天又都是住在暖氣房中，經常都在

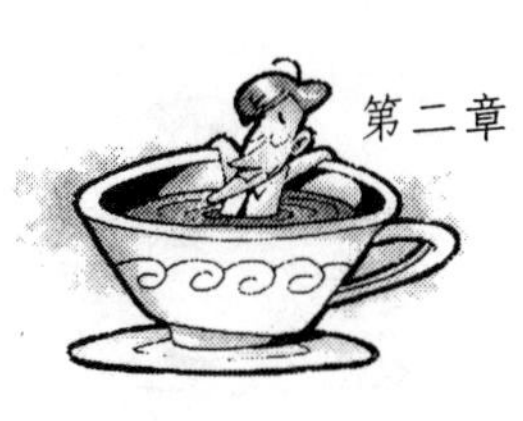

同樣的溫度下生活。

不論是職業場所、起居室、走廊、廁所等，甚至連汽車、飛機、火車，都和寢室一樣，全都有溫度的調節設備裝置，沒有溫度的起伏。

我們因為是住在容易適應的氣候地帶，所以，有時候對五度~十的溫度變化，也會感到難以忍受。而且，甚至還引起了感冒、風濕症、肌肉僵硬等現象。

平常，我們從捷運換乘公共巴士，或從空氣調節很完善的房間要走到另一個房間時，都只有經歷一些短距離的路程，且只面對這麼短暫、急促的溫度變化而已；因此，現在我們的血管壁中的肌肉組織，已經變成了不太會伸張、又不太會收縮的狀態了。

●血管的鍛鍊

血管壁的肌肉組織的活動，是不能依照我們的意願來控制的。環境非常溫暖時，動脈就會擴張，這是血管組織反應遲緩的緣故。天氣太冷，動脈的毛細管就會狹窄，也就是指血管收縮的現象。如果沒有這種鍛鍊和緊

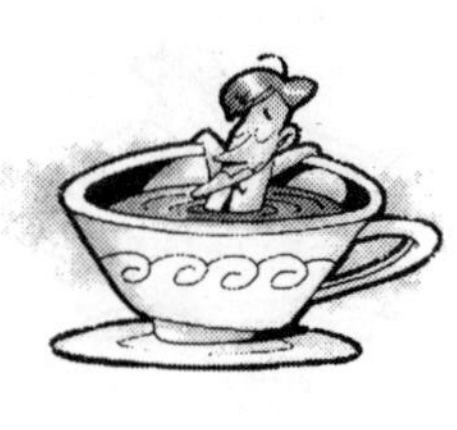

張的情形，自律神經的調節中樞，就不能發生作用了。

想要使血液循環到最高限度，並讓身體內部的各個器官，都能發揮出最大的效能，就必須讓身體接受冷熱的壓力，使身體能承受負荷，最後適應下來。

然而，大部份的實業家，都沒有辦法繼續不斷的運動，也沒有太多的時間來活動身體，因此，才需要定期性的三溫暖浴，至少可以保持體內血液循環系作用的恆常性。這大概是三溫暖會流行的最大原因。

在溫差很大的高緯度的北方地區，三溫暖是第一優先被使用來加溫的方式。

一整天都在嚴寒中工作的人，想要在傍晚進入三溫暖浴中，獲得取暖的情形，這是完全自然的慾求。

三、三溫暖的健康泉

三溫暖對健康的效用，芬蘭人已經親身體驗過。因此，他們常常會

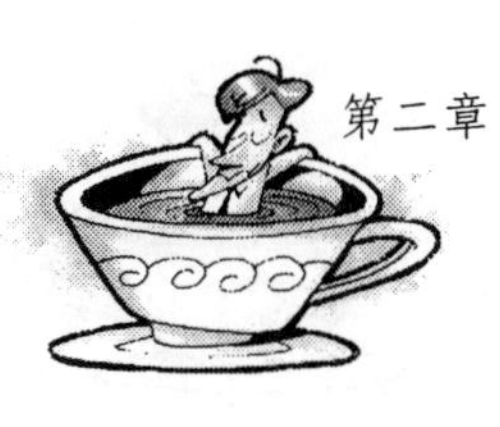

說：「三溫暖會帶給年輕人力量，給老年人安慰。」或「三溫暖的熱，可以殺死疾病。」

像這類芬蘭人對三溫暖所流傳的金言，就是用來宣傳三溫暖的熱水，是一種健康泉的意思。

然而在發明三溫暖的人的觀點上，與其說三溫暖是治療手段，不如說是社會上的一種溝通手段。所謂的「小屋」被當作醫學上的治療室，是後來才被認可的。

●三溫暖的預防效果

有關三溫暖的治療效果，的確有很多的報導資料。但是，三溫暖在臨床治療上，卻只是其中的一小部份作用而已，並不是概括全部。

這是當然的事。因為，患有重病的人，本來就應該去找醫生，不應該在溫室中讓汗一直流而想要自己治療，這是無法解決疾病的。

不過，我們也不能否定，三溫暖是有預防和治療效果的。三溫暖的作用，是從外部給予冷熱的刺激，這不僅可促進血管壁的肌肉鍛鍊，尤其有

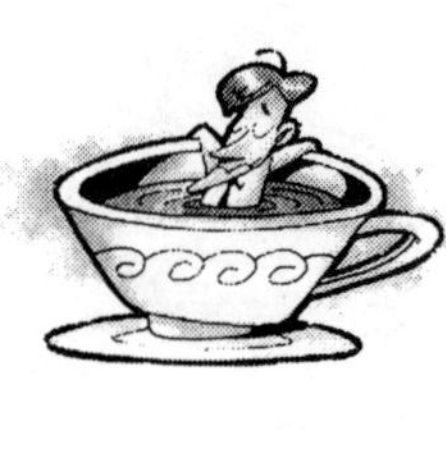

益於神經性的調節過程，對製造健康的效果上，是有很大影響的。

但是，在這裡若要對三溫暖的治療效果，做一個明確的定義時，恐怕是很困難的。只能這麼樣說：它是在人的一生中，會替人們完成有益的任務。使用三溫暖的人，甚至會感覺到自己完全變成另外一個人的感覺；這種心態上的改變，是和三溫暖的作用息息相關的。

有些人受到刺激時，並沒有特別嚴重的感受。但是，如果是精神上受到影響，有時候心情就會變得很壞。對於這種精神上的影響，三溫暖是有其治療效果的。

如果是定期使用三溫暖，則對於各種由於生理上及精神上的負擔所產生的症狀，就可以隨著三溫暖場所的自由團聚、愉快的閒談、優逸的生活，而顯現出更理想的治療效果。

●發熱的狀態

第一次的三溫暖過程完畢後，身體的內部，往往只留下了一點點的熱度。於是，再利用空氣冷卻、沐浴，或是進入潛水槽中時，有時會很快的

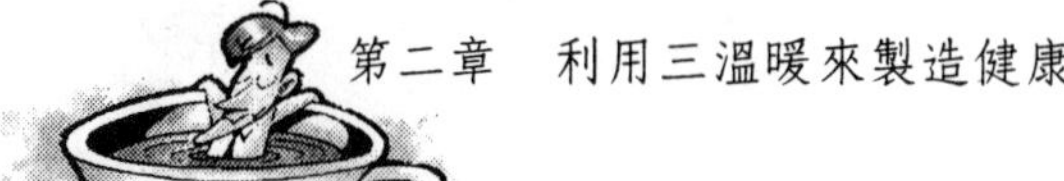

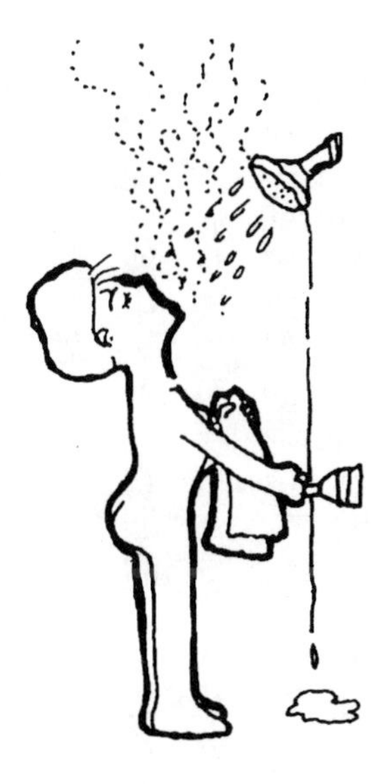

就感覺到冷。這種情況自己應該可以察覺，尤其是婦女比較容易發生。

在這時候，千萬不可以穿上衣服躺下，應該立刻加溫腳部。其實，這時候最好開始做第二次的三溫暖過程。進入之後，先坐在下面那一段，經過數分鐘的適應，再移到較高段的地方。

等到第二次的過程完畢時，再用冷水淋浴，或是進入水中，你就會感覺溫度差好像突然縮小了。

如果再經過第三次的三溫暖，就會愈來愈不覺得寒冷。在游泳池中時，會覺得好像是在浴槽中做全

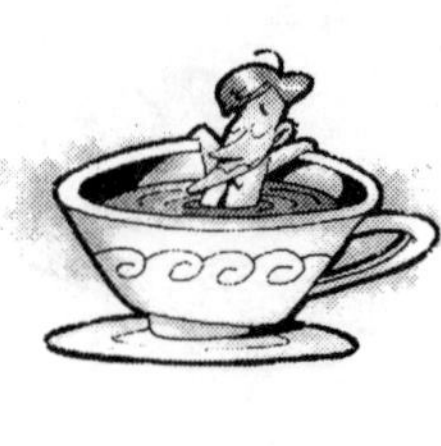

身浴一段的舒適自如，且心情愉快。

這種反應的現象，是完全正常的。由於身體感到暖和、血液循環的效果很好，故對外界的冷空氣不感到冷。從醫學上的觀點來看，就是正在發熱的狀態。體溫也許是在三五・五度～三十九度，而皮膚的溫度，可能上升了十度左右。

加溫到這種程度，身體內部才會接受到壓力，也就是有效的治療熱。在這種狀態中，對於初期的傳染病等，就很容易治療好的。

由於身體患有疾病，身體的熱度，起先會升至相當的高；但是，過一會兒，就會急促的降低；全部的治療時間，也會隨之縮短。三溫暖的治療時間，就是順應著自然的過程進行的，且是以不使用藥物為前提的。

●預防老化現象

把身體冷卻時，靜脈的肌肉組織，就會再次的收縮，這是維持其活動的方式。這種冷卻的方式，反覆的次數愈多，靜脈的返老還童效果就會愈佳。因此，平常在溫度調節的環境中生活的人，血管就會愈來愈萎縮。而

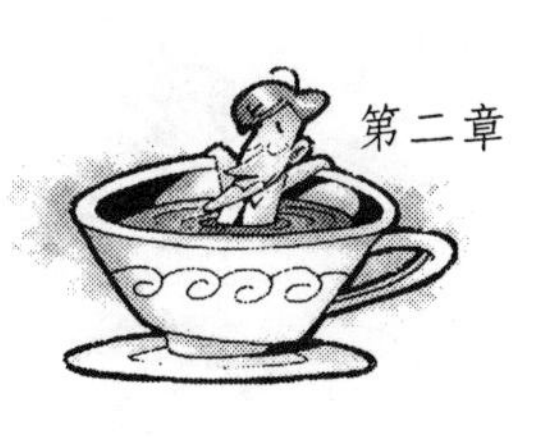

冷卻對很衰弱的肌肉組織，所產生的影響力非常大。

血管的擴張和伸縮的作用，會使血液以一種規律的循環方式來運行，就好比是一座水槽系統。這樣一來，心臟的負擔就會減輕。因此，如果這種「外部」環境，能夠愈巧妙的運用，心臟就會受到保護。身體上的老化以及動脈硬化的現象，就會比較緩慢。

血液如果停留在某一個地方，是非常不好的現象。可能會產生血栓、閉塞的情況，尤其是血管壁的氧分，會有供給不良的現象，因此，新陳代謝和有毒物的搬運，也無法順利的進行。結果就會造成血管壁內張的傷害，也是動脈硬化現象的前兆。

也就是說，血管會決定老化的過程。血管不只是決定皮膚的要素，甚至連內部的器官、肝臟、胰液腺、脾臟、腸、肺等所有的腺，以及包括了腦和雙腳的一切身體機能等，都有息息相關的作用。

●疾病的預防策略

第三次或第四次的過程完畢時，連最小的微血管，也已經暖和起來

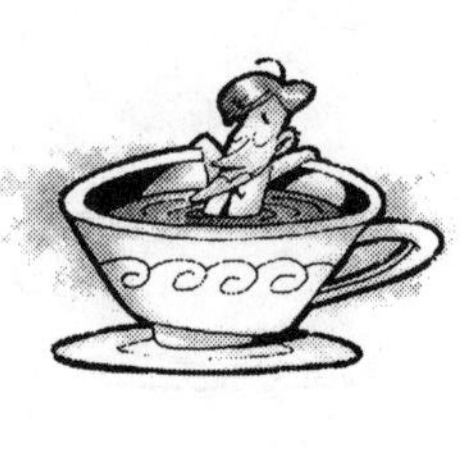

了。因此，有效的使用三溫暖，必須要二、三個小時，才能達到確實的效果。體內的賀爾蒙腺的倉庫——腎臟，也會發揮最大的作用，而使得我們身體上的抵抗能力，也隨之活潑化。

不僅可以控制體內的機能活動，也會對腦下垂體的生殖腺、甲狀腺以及其他許多方面，發揮了最大的效用。也就是說，如果定期的進行三溫暖浴，就是有效的預防疾病的策略。

雖然在臨床上還沒有被確實的證明，但是，當遇到心情不太好的初期階段，尤其可以把三溫暖視為調節器來使用。於是，身體就不會再受到外界的不良影響，並恢復為自然均衡的狀態。

四、會洗三溫暖的人

本來，不論是病人或健康的人，都可以洗三溫暖的。由於站在家庭醫學的觀點上，也經常無法判斷是否適合洗三溫暖。因為，有關生病時的身體狀態，每個人都是不一樣的，所以，就不能很明瞭的劃分出來。

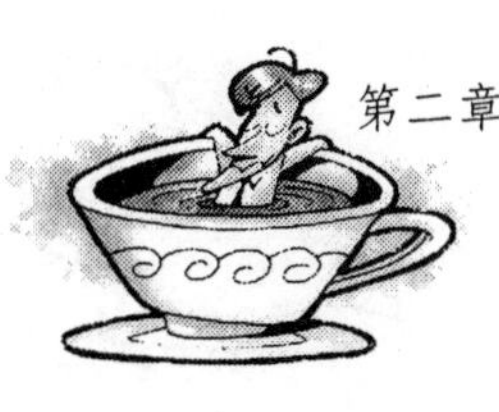

然而，在使用三溫暖時，使用者應該要注意本身的「神經性調節」。對於某些積極的反對生物學上治療的人，由於每一位都很關心某某方法對本身所產生的效果，因此，可以說隨時隨地都能使用三溫暖。

●對健康的人不會構成負擔

當三溫暖加溫到過熱時，就要稍微出去一下，如果覺得水太冷了，必須把沐浴或游泳的時間縮短。

使用三溫暖的人，應該要隨時注意自己本身的這些自然反應；如果太大意的忽略，可能就會產生頭暈或其他不愉快的症狀。

身體是健康的狀態時，絕不會因為洗三溫暖浴，而使體內的器官受到負擔的。事實上，每一個體內的健康組織，會一個一個很快地運用起它們的機能。三溫暖的意義，不僅在於維持健康的組織，而且能使衰弱的組織恢復起它們的彈性。由於體內的組織一旦有缺陷時，對許多機能的對應，會有遲鈍的現象。在這時候，我們就要好好的調養自己的身體了。

一般而言，自然的原理是為了生存，而利用各式各樣的方式來協助

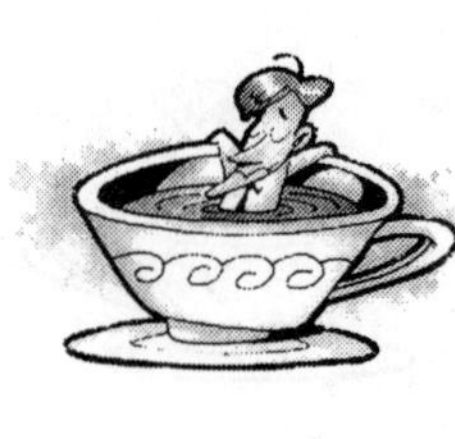

的。因此，不論是文明如何的進展，或是受到文明的影響，或是人類怎樣的改變，但自然的原理，仍然是為調養人類身體的機能而存在的。

●禁止使用三溫暖的人

在本書中所介紹的三溫暖浴，是分為好幾個過程進行的。然而，基本上，有些病人是需要被禁止使用的。

這是包含所有的急性疾病、傳染病等的患者。傳染病患者當然不能使用公共三溫暖，同時，其他像皮膚病患者、有感染性疾病患者等，也在禁止行列。

還有，特別嚴格被禁止的，就是患有癲癇症、急性循環器官障礙、心臟病和曾經患有心肌梗塞而留有後遺症等病患，如果他們進入三溫暖室，則是非常危險的。

然而，大多數的醫生卻都認為因患有高血壓或低血壓有神經性的心臟障礙，尤其是年輕女性的月經障礙，或肝臟障礙、肌肉風濕症、傳染過敏症，以及因小孩子年紀小而禁止洗三溫暖浴，實在是非常遺憾的。

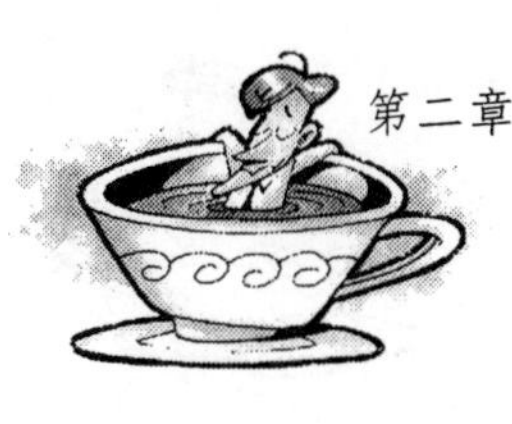

•可以利用三溫暖的人

三溫暖浴，到底是誰可以使用，誰不能使用？有關這類的研討，就可以長篇大論一番。其實，原則是很簡單明瞭的，以下就來加以說明。

關於三溫暖，是除了前面所說的例子之外，任何人都可以使用的。話雖如此，然而，如果是傍晚時分，身體很疲倦、心情仍很緊張，而且又沒有充裕的時間可以使用時，最好能夠避免洗三溫暖浴。這種情況，即使是非常健康的人，也是同樣被禁止的。

另外，千萬不要向過去的三溫暖的速度記錄挑戰，這是毫無意義的，希望自己能夠自覺才好。

如果一到三溫暖的休息時間，就躺在椅子上，拿出筆記簿想要詳細記錄的人，應該立刻回到家中去。

還有，已經喝了大量的酒，而帶著宿醉去洗三溫暖的人，不但不能產生效果，反而非常的危險。

如果是喝了好幾杯的咖啡，又抽過好幾盒的香煙，還經過好幾個緊張

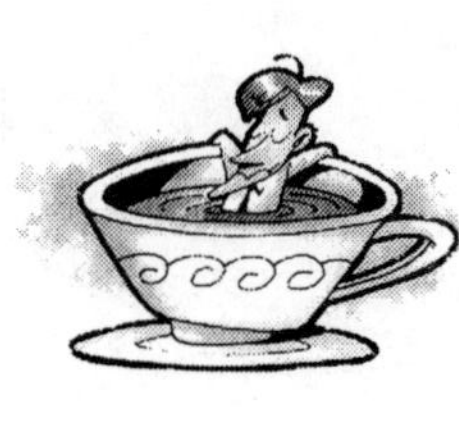

會議的人，也應該要避免洗三溫暖。

說了這麼多，總歸一句話：可以經常使用三溫暖的人，就是完全具有理性的人。

壓力積存在心中而情緒不安定的人，有時候會因為洗過三溫暖浴，而獲得好的影響；然而，情緒不安定的人，也許經常都一直是不安定的，因此，就不一定會有一些特別有利的效果了。

情緒不安定的人，一般都會是處於被動的態度。有時候，「三溫暖的壓力」不僅對他沒有害，反而會使他感覺刺激，甚至是需要強烈的三溫暖的壓力才行。這樣的人，就應該要擁有可以告訴他如何正確享受三溫暖方式的三溫暖同伴了。

●醫生和三溫暖

第一次使用三溫暖之前，也許最好是能和自己的主治醫生商量一下比較好。尤其是在最近一、兩年間，曾患過重病的人，或者有過輕度的心肌梗塞的人，更是需要。

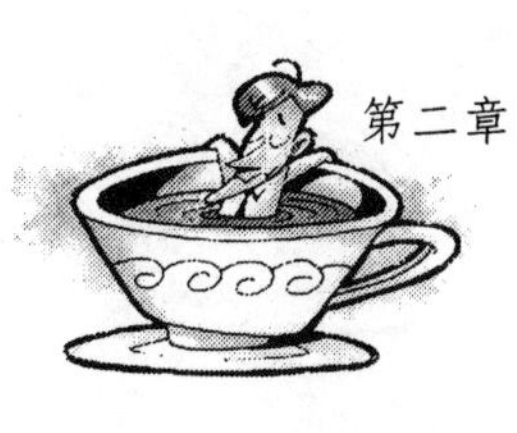

但一般而言，可以指導我們以怎樣的態度去使用三溫暖和怎麼樣做比較有效的醫生，的確是非常稀少的。

三溫暖是屬於一種「加溫治療法」，從醫學的觀點來看，也是很好的方式。不過，保健機構對三溫暖的使用，卻是不一致的。有關這種治療，應該按照個案，而去和保健機構協調才是。

說起來很有意思，在三溫暖的使用者中，醫生是佔最少的。這的確是事實，因為可以說出親身體驗的醫生，實在非常少。

醫生們在其訓練期間，對於物理治療方面，完全沒有學到。在德國也沒有物理治療法的講座，專門的物理治療醫生，實際上也不存在。因此，如果想知道三溫暖的治療法，除了自己實地去體驗外，別無方法。

以常年的經驗來分析，使用三溫暖時，應該依照個人的情形處理。每個人都應該用自己的耳朵來聽，真正地了解才好。

人體中的組織，是每個人都不相同的，對外界的刺激反應，也會有獨特的變化。另外，新陳代謝的情形，也是因人而異的。

因此，使用三溫暖的人，每一次都應該自己判斷這一天要做幾個過

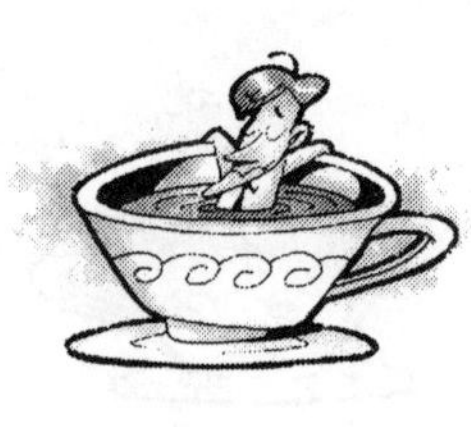

程，譬如休息時間需要多久，是不是要用空氣來冷卻，或是立刻使用冷水浴等等。

在內行的三溫暖使用者之間，我們常常可以聽到「今天的三溫暖是補充的」這句話。他們是為了改天再來享受三溫暖，而把那一天的洗法縮短的。這樣的人，是不必等待醫生來做決定的。其實，根本就不能由醫生來做決定。

●不會給予心臟和循環器官過大的負擔

使用三溫暖的人，最先問的問題，大部份都是：「我的心臟是不是能夠忍受三溫暖？」以前由於大家對三溫暖浴的生理學反應的理解不夠，因此，常常會有不信任的感覺。現在，因為由有關三溫暖的臨床實驗，以及站在運動醫學立場，所調查出來最新的知識比較豐富，於是，這種不信任的態度，就從大家的心中消失了。事實上，三溫暖對心臟或循環器官，的確不會有太大負擔的。

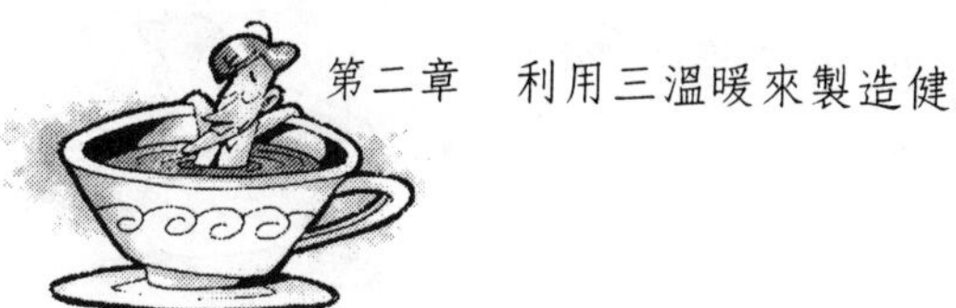

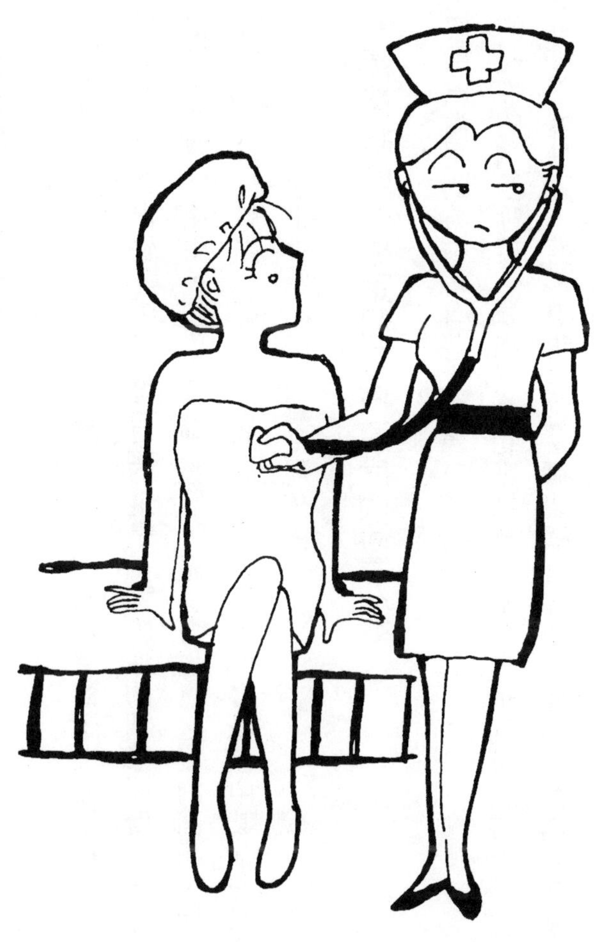

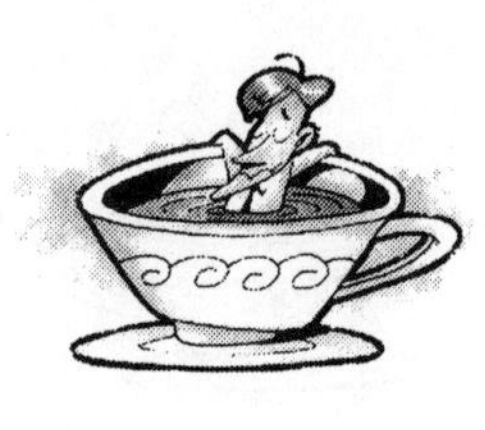

五、神經性的調節障礙

沒有特別的發生原因，卻會出現不快感，並且從醫學上的治療法，也無法了解的，這在自覺症中，最常見的就是「神經性的調節障礙」。

由於不快感的產生，就會變成神經質，感受力也會適度的高昂，而且心情會愈來愈深沉嚴肅。如果過份的高昂，可能會引發身體中某部份激烈疼痛，並產生一連串說不出來的難受現象。

●精神狀態不穩定和寒冷溫度的壓力

使用三溫暖的人中，有些人就患有這方面的毛病。

神經性的調節障礙，是指刺激和壓抑無法平衡，也就是精神上不協調的現象。不論是腸、頭、消化器官、循環器官等，好像感覺體內有無數器官的機能，都失去了協調的樣子。

這類的反應，大概會出現痙攣、痲痺等現象。有時候，症狀看起來非

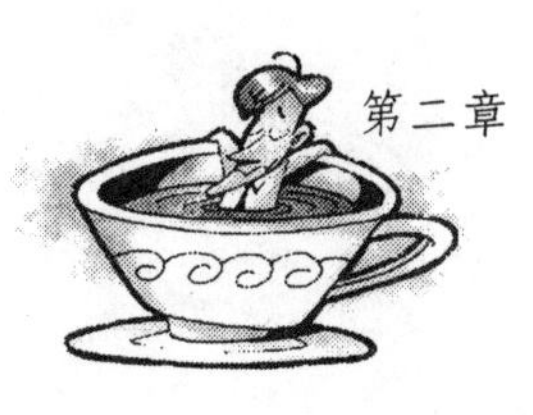

常嚴重，有時候卻和健康的人完全沒有兩樣。有這樣情況的人，為了除去這些不明瞭的痛苦現象，有些人用冷水淋浴，或以熱水來做交互的淋浴，希望能使自己獲得輕鬆。

●繼續做更有效

只做過一次三溫暖的人，是無法解除平常在職業場所或家庭環境中，常年累積下來的身心不調和的狀態。而且，如果想要治好長期間的憂鬱症，就更困難了。

三溫暖和其他生物學上的治療效果是一樣的，都是一種輔助手段，屬於連鎖的重要環節之一。因此，如果能夠定期的洗三溫暖浴，效果就會更大。

我們的身體內部，就好像是一座時鐘的內部一樣，必須很多方面都能保持均衡，才能夠開始發生作用。很多的小齒輪，經由各方面的接觸，把熱能毫無浪費的傳達到附近的小齒輪，最後，這些運動，才會慢慢的被腦所記憶；而其效果，則在無意識中，慢慢的被刻劃下來。

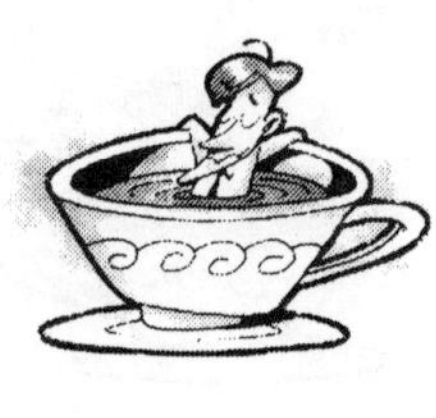

六、當作治療用的三溫暖

對於三溫暖的使用法，想要舉出適合於某種症狀，實際是很困難的。在這裡，我們只是歸納過去的經驗，以及從醫學上的範圍來研究討論，而列舉出使用三溫暖來治療的各種效果的（純粹是一種鼓勵式，使大家能嘗試看看的作法而已）。

到底要不要使用這種方式的治療法，必須由那個人本身的意識上去決定。因為，只有當事人才能明白，心情是否好多了、爽快了？然而，有時候效果並不會馬上就出現，最好不要立刻放棄，應該再嘗試一段時間比較好。畢竟，在不同的環境和不同的氣候裡，本就需要較多的時間來治療，否則，在短時間是無法觀察出來的。

在接受治療的過程裡，最好不要只以自己的症狀來判斷，應該儘量從心中的「均衡感」來適應完全不同的考驗，以補充那些障礙的機能。因此，也許剛開始感覺不出它的功效，然而環境的變化，本身就是一項刺

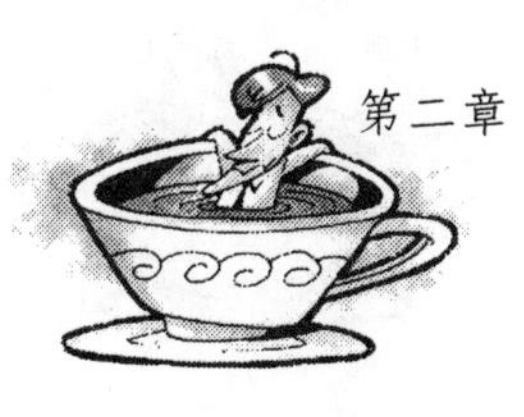

激，這已經成為治療效果的一個重要因素了。

舉例來說，從山岳地帶改為海濱；或是日期發生了變化，而開始從事不習慣的新工作時，就會產生各種不同的感受。以這些情形來判斷，就能夠自然而然的明瞭了。

七、低血壓的人使用三溫暖的利弊

因為血壓低而感到苦惱的人很多。三溫暖是利用加溫而使血管擴張，血壓就會更降低。因此，低血壓的人到底可不可以進入三溫暖室呢？

壓力和血管的關係，就好比水和水管一般。水量不改變時，如果水管的口徑較小，壓力強，水柱就較長；如果把水管的口徑放大，壓力就會降低，水柱也會變短。

治療低血壓所用的調合提高血壓的藥，從醫學的觀點上來看，實際上是很不好的治療法。因為，這些藥在組織內，只有短時間中發生作用，可說是一種被動的健康治療方式。如果想要積極的治療，必須要患者本身能

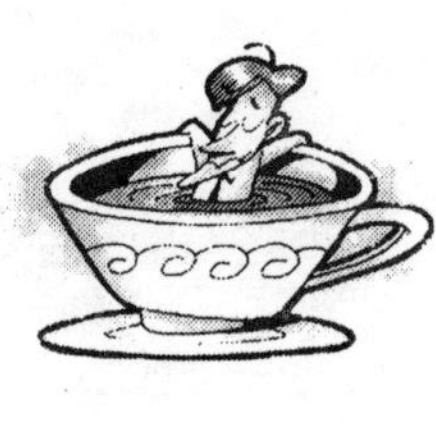

夠培養出自動的抵抗力才行。所以，最好是能夠運動一下身體，或是做溫冷交替浴才好。

一般而言，加溫是會使血管，尤其是動脈擴張起來；然而，患有低血壓症的人，只有在特定的部份，例如腹部。且只有此處動脈會擴張而已，其他身體各部份，還是和原來一樣，並不會有任何的影響。

●心臟的鼓動次數和排出量……

洗三溫暖後，血管的確會慢慢的擴張；平常就很低的血壓，多多少少會再降低，為了補救這種狀態，在間腦的神經調節中樞的高度調節機構，就會增加心臟的鼓動次數和血液的排出量。

因此，血壓會稍微降低一點點，或者是完全不會降低。但是，在這裡必須確定的是，低血壓的人，並不是心臟或循環器官發生障礙的病人，所以，它的機能實際上是和健康狀態的人，完全沒有兩樣的。

只是在素質和體質上，或許是生活上無法支配的關係，皮膚層的血管的調節會鬆弛，且沒有彈性。修補和輔助的機能，應該是完全正常的，工

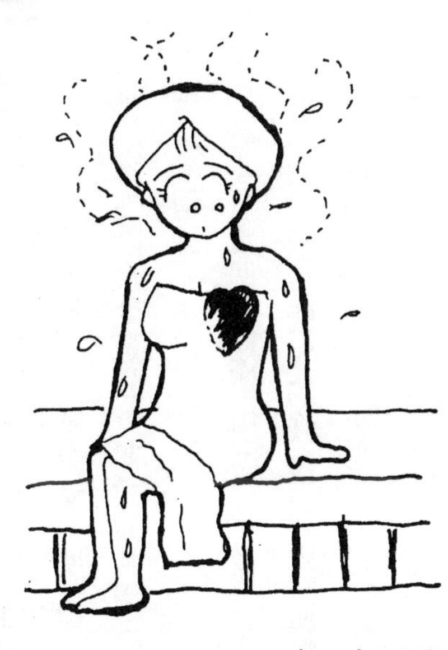

作能力也是很充沛的。

再重複強調一次，患有低血壓的人，不應該聽其自然，應該主動的來改變自己。除非的確沒有機會運動一下自己的身體以外，患有低血壓的人，如果想要利用藥物來治療，是不太妥當的方法。

●低血壓症的人冷卻比較早

患有低血壓的人，和其他的使用三溫暖的人一樣，最好在發汗後，到室外去走走，或是淋浴；然後再到游泳池內游泳。

但是，由於低血壓的人，其冷卻比較快，這一點是比較需要注意的，

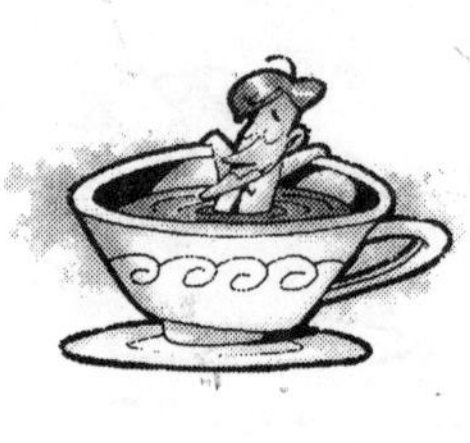

所以，常常要到腳溫槽去。

外側皮膚層的血管，由於血管壁的肌肉組織過份的遲緩，因此，不能很快的收縮。在冷卻的階段，情形也是一樣，外側的血液流動很快，因為長期間受到冷水的關係，就會急速的被冷卻下來。

在這種情形下，唯有繼續使用三溫暖，血管的彈力作用，才能恢復正常的彈性。也就是說，要發揮其獨自的機能，而和其他的肌肉一樣，就必須接受鍛鍊才可以。

連續幾個星期使用三溫暖後，並不需要特別的改變生活習慣，低血壓症的人，就會慢慢的恢復正常的血壓，這是可以客觀的判斷出來的。但是，這必須要經常的使用三溫暖，而把有關的身體運動，有系統的持續下去才行。

血壓偏低的情形，在年輕人是比較常見的；不過，這不需要過份的擔心。因為，這樣的人，到了高年齡的階段時，反而不容易患動脈硬化，比高血壓的人也較長壽，這只是一種小小的安慰而已。

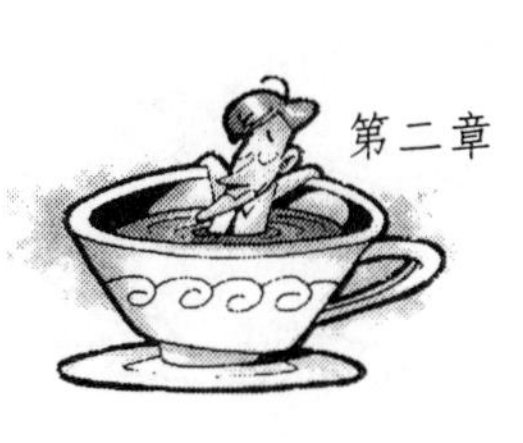

八、高血壓和三溫暖

現代生活的壓力，造成神經過敏、血壓過高的人非常多。高血壓和低血壓的不同是，高血壓的血管會收縮。當然，並不是每一個地方都會如此，而是指一定的部位，會顯著的收縮。

受到壓力的高血壓症的人，休息時的血壓，也許會變成正常；但是，一旦精神緊張時，就會提升到危險的程度。這時候，神經性的調節機能，由於受到過大的刺激，就會超越原來的調節任務。另外，其他的相關系統，也會因為傳達命令的提早，而產生非常嚴重的反應。

患有高血壓症的人，可以說是非常的神經質；這樣的人，是可以利用三溫暖，而使血壓恢復正常的。

使用幾次三溫暖的高血壓症病人，經過調查的結果，發現他們的血壓已經降低到出乎意料的驚人效果。

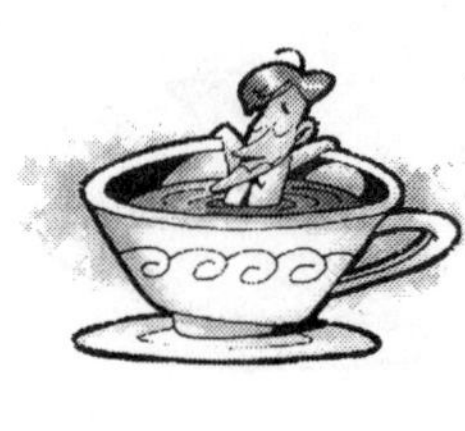

●腎臟有障礙和高血壓患者應該注意……

常聽人說，如果患有腎臟障礙，或是高血壓症的人，應該避免使用三溫暖。其實，應該鼓勵這些人能多多利用三溫暖。不過，這些人要注意一點，那就是不可以進入冷冷的潛水槽中。

腎臟是由外胚葉構成的分泌腺器官，是由神經調節直接和皮膚相關連的。舉個簡單的例子說明，就是如果皮膚受凍，腎臟的排泄會發生影響，膀胱的肌肉組織，也就會發生收縮的現象。

也就是，會感到有尿意。

由於腎臟有障礙的人，比較容易發生痙攣的現象；然而，如果皮膚上的血管，因加溫而擴大時，幾個泌尿器官就會發生遲緩的狀況，甚至連生殖器官也會受到影響。

芬蘭人經常都會讓孕婦在三溫暖中分娩，從這種情況來分析，我們就可以瞭解，為了消除緊張感，使血管鬆弛、緩和陣痛等，這必須要等到皮膚被加溫後才能做到。

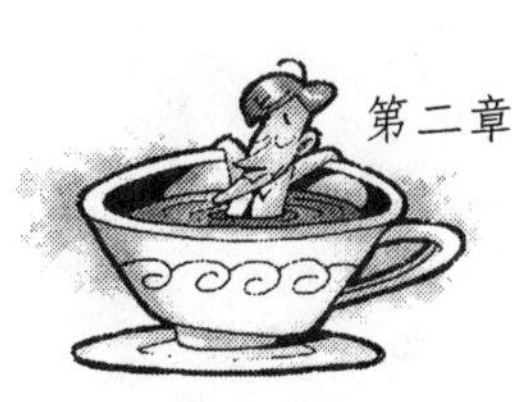

由於腎炎症，分泌器官的機能會降低。而血壓會上升的人，或者是患有高血壓症的人，在使用三溫暖的時候，的確是要小心。但是，這並沒有任何禁止這些人使用的意思。因為只要周密的考慮好進入三溫暖的方式，三溫暖的熱，是對腎臟的功能會有助益的。

畢竟，在這種情況下，水份的排泄和吸收的確會受到阻礙。水份和電解質的均衡，的確會產生不能協調的現象。

●關於飲料……

患有腎臟障礙的人，症狀如果是屬於短期性的，就會感到非常的口渴。為了沖淡新陳代謝的產物，並使它排泄出來，就不得不比健康的人喪失更多的組織水份。所以，為了補充這些喪失的量，就必須增加喝水的次數才行。

如果不遵循「想喝水」這種衝動時，腎臟就必須要提高濃度去作用，因此，負擔就會增加。

這時候，由於電解質也會一起排泄出來，因此，就必須常常補給。

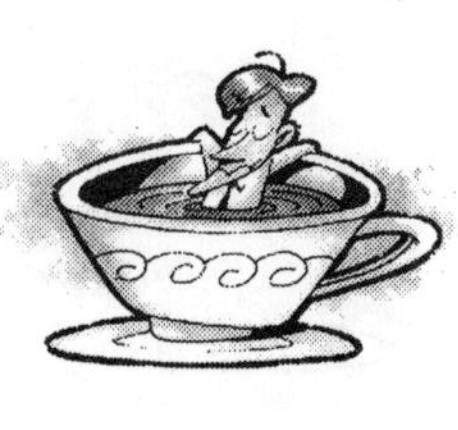

另外，也可以使用藥物。

要使用三溫暖的時候，一定要事先衡量自己的腎臟機能的特性，而以天然的礦泉水或果汁來補充水份的必須量。患有腎臟障礙的人，如果同時又有心臟機能的缺陷時，必須注意不要攝取過多的水份，而增加心臟的負擔。因此，要注意嚴密的控制水份的消耗。所以，患有心臟病的人，最好是少上三溫暖比較好。

不管如何，只要能夠定期而且配合自己的身體來使用三溫暖，即使是腎臟性的高血壓，也可以把血壓降低到某種程度的。

九、動脈硬化症和三溫暖

動脈硬化的人，和高血壓的人一樣，也不應該排除他們來使用三溫暖。這種人和心臟病的患者一樣，只要避免不要受到過份激烈的冷卻就可以。

對於第二次的三溫暖過程的高熱度壓力，或者是在潛水槽中，都要衡

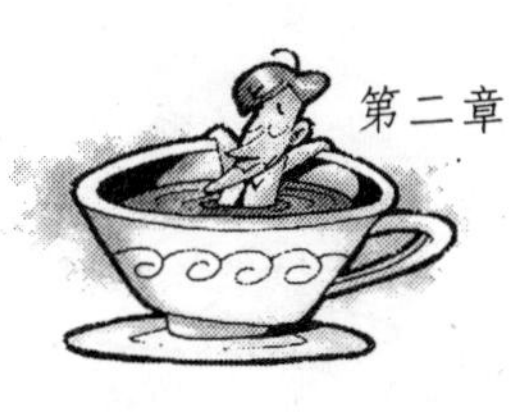

量自己的狀況，不要待太久。而且，和所有使用三溫暖的人一樣，應該常常加溫腳部。

動脈硬化的症狀，在任何的器官中，也許會有程度之差。但是，都可能會產生。其進展的比率或時間的長短，雖然會因體質而有所不同，但是，也會受到態度的影響，這就得看個人如何去做了。

比較好動且常常到戶外活動身體、做一些運動，或是常常使用三溫暖、水槽等積極型的人，依照過去的經驗來看，會患血管硬化症的機會比較少。像這類喜愛活動的人，血壓上升的比率，當然比較緩慢。

使用三溫暖，雖然不能完全治好動脈硬化症，但是，病情尚未很嚴重的時候，應該可以把還沒有被感染的範圍保持原狀。這樣，多多少少是可以防止其惡化的。

而且，使用三溫暖時，肝臟、腎臟，以及其他器官的機能，都會充份的被刺激到。因此，對和老化有很大關係的代謝系統，有很大的幫助。

患有動脈硬化症和慢性的腎臟病時，當然必須要接受藥物的治療或食物的限制，如果能夠再加上正確的三溫暖的運用，一定可以降低血壓。這

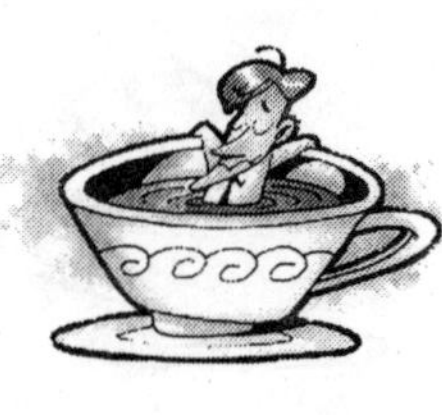

樣一來，也可以大大的減輕心臟的負擔，瘀血的情況也會減少。

十、感冒和三溫暖

我們也可以把三溫暖來當成預防感冒的策略。定期的加溫身體後，淋巴液系統就會變成非常的活性化，這是已經被證實的。而且，對傳染病的抵抗力，也會更強化。

但是，對於不太有經驗的使用者，就不一定會很順利的得到效果。

例如，普通形態的感冒，若想要以三溫暖來治療時——這種想法是正確的，但是——卻因加溫或冷卻的過程的處理不當，而引起完全相反的血壓變動。

●血壓變動

血壓變動是因患了膽囊或腸炎症的發熱性感冒，或是患了其他的流行病正要恢復時所引起的。這時候，間腦的調節機能，會因體內的毒素而發

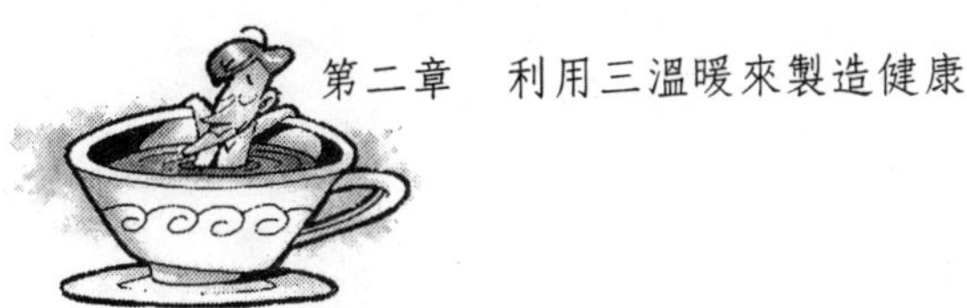

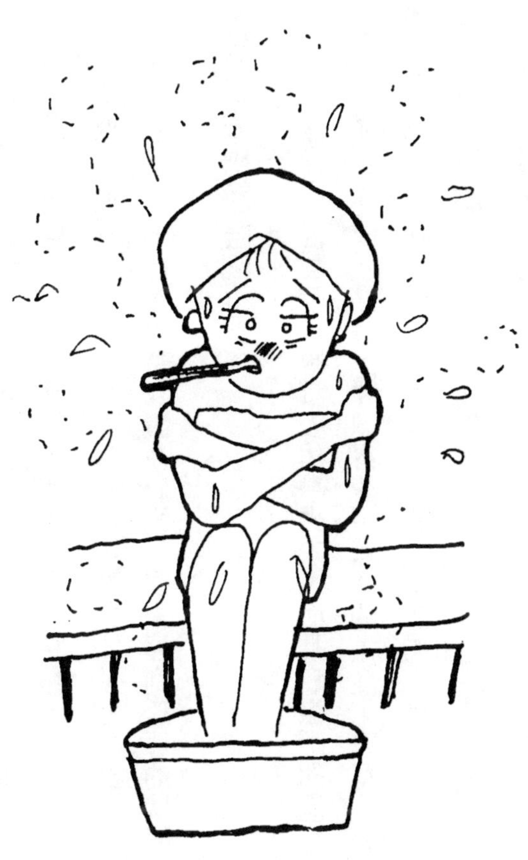

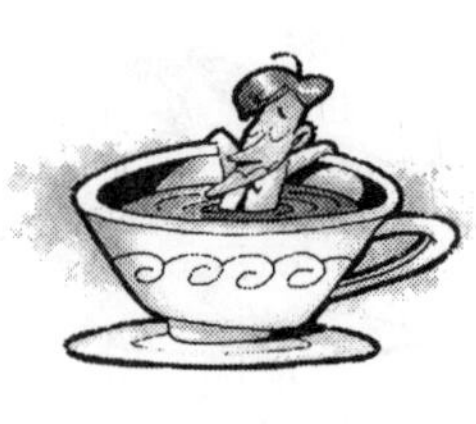

生紊亂，就失去了功用。

此時，血壓會在沐浴後突然的上升；然而，隨著時間的經過，就會慢慢的恢復為正常的情況。還有心臟的肌肉組織在緊張時，血壓也會降低，等到恢復平靜後，也會保持在正常值，或是上升一點點。

在三溫暖浴中血壓的變動，會產生呼吸困難的不快感。然而，這是正常的血液循環的狀態，這是因為身體在病後，還未達到痊癒的狀態。

●感冒後應該緩慢進行

在感冒中使用三溫暖時，應該多休息幾次，而且三溫暖的過程，也必須儘量在短時間內完成。同時，要記得使用適當的溫度來進行。原則上以加溫來治療，是會促進腎臟的排泄作用，使之理想的進行。

另外，對感冒的免疫性，是在被傳染後，才會產生的。因此，最好多利用一些時間來實行比較有效。

不過，在感冒之後，腎臟可以算是最疲累的器官，因此，很容易就會受傷。這一點，應該牢記才是。

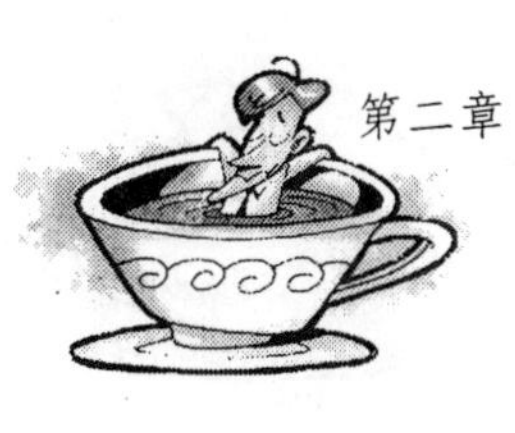

高溫治療的方式，確實是非常有效果的。只要注意在使用冷卻過程後，能夠慎重的擦乾身體，然後再穿上浴衣。有關這些重要的基本原則，應該要謹慎的遵守。

十一、使用三溫暖年齡不是問題

三溫暖的使用，和年齡的大小沒有關係。一般說來，老人都比較需要熱度，因此，對三溫暖的忍受力也比較強，所以，老人都會有信心來使用三溫暖的。

雖然如此，但是，幾乎都沒有看過超過六十五歲去洗三溫暖的老人。他們一定是對自己沒有信心，又加上聽到一些批評三溫暖的言論，而被醫生所禁止吧！

事實上，如果沒有經過一番訓練，老人的確應該避免太強烈的冷卻。只要在兩腳、兩手上，稍微注水，或是冷卻頭部，或者是保持空氣乾燥的狀態來冷卻就夠了。

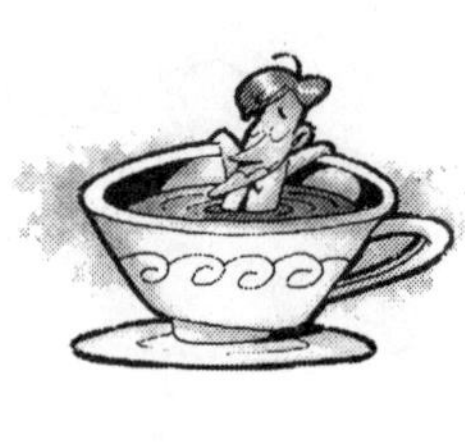

再強調一下，老人絕不可以進入冷冷的潛水槽中，另外，痛風患者、風濕患者等，也絕對不能進入。

不過，這卻是健康的人必須做的事。因為使用三溫暖，就可以壓抑心臟血管系統內的動脈硬化，這樣一來，就可以期待更快樂的人生了。

●糖尿病患者和三溫暖

正在接受治療的糖尿病患者，也可以洗三溫暖浴。不過，受到加溫之後，血醣就會產生變化，也是需要特別留心，即使是健康的人也不例外。

三溫暖的功能，是透過神經調節系統，而會對體內所有的組織發生作用的。因此，這時候的神經系統，就會產生出效果。然而，由於每個人在進展各個階段中，有時會產生另外一種反應效果，所以，這是不能一概而論的。

健康的人，由於交感神經的刺激，會促進腎上腺素的分泌，血醣就會增高。當進入冷水浴時，血醣也會更上升的，這點必須特別注意。

而副交感神經的作用，則使胰液腺的賀爾蒙來造成血醣的降低，結

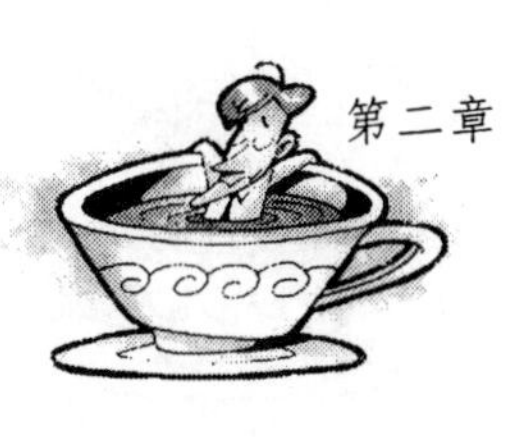

果，肝臟和肌肉，就會儲藏碳水化合物。

因此，糖尿病的患者，只能洗輕度的三溫暖浴。糖尿病的患者，最好只做到第二次的過程就好。而且，也要縮短在三溫暖室的時間。還要記得使用溫水來沐浴，並經常休息才好。

由於交感神經受到刺激，就會產生倦怠感或睡意。這是因為白天的活動，被強迫性的改為夜間的緣故。這就是利用三溫暖來強化的效果。

所以，到了第二天早上，每一個人都應該會完全解除了疲勞才是。然而，如果有人並不是這樣的結果時，最好把冒汗的時間縮短為五～八分鐘，不過，也應該洗完四個三溫暖過程。同時，如果繼續地洗三溫暖浴，身體內的組織就會自然而然的被調節完畢。

●傍晚的三溫暖

傍晚才洗三溫暖的人，為了要維持對副交感神經的刺激，最好不要用太冷的水來淋浴。因為使用冷水來淋浴時，難免受到刺激的副交感神經，很可能又會變成相反的反應，而再次的走出人造的「白天」狀態。

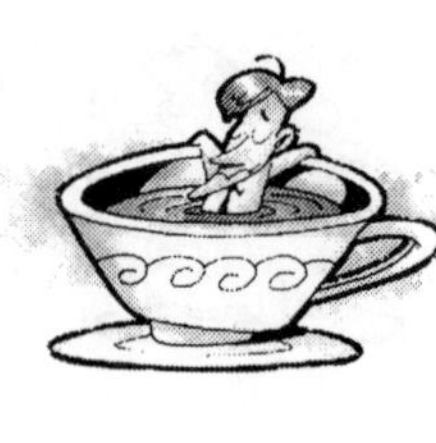

在傍晚的時候，不妨接受自然的氣溫。雖然要消除熱度，也應該注意不要使熱度降低到體溫的程度，只要暫時留在休息室就好。最後，就會很容易入眠的。

正確的使用三溫暖浴，日子就會一直保持在愉快的狀態，並增進健康的效果，這是經過證實的。

●三溫暖可以增進活力

使用三溫暖，的確可以增加活動力，這一點想必各位也已經都了解了。對於身體感到有某種負擔的人，像家庭主婦、孕婦，上班族、精神勞動者、需要有敏捷力的汽車司機、運動家等，洗了三溫暖之後會帶來活力。當然，這對老人也是一樣的效果。

三溫暖的好處，不僅會帶給我們持續的力量，同時，也會增加我們的敏捷度。

不論是任何年齡的人，都會有許許多多的問題存在。譬如在職業場所或家庭中的精神壓力，其神經的均衡調整，以及其他各式各樣有待解決的

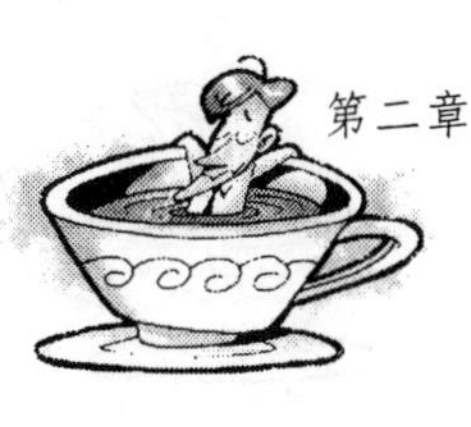

問題等，三溫暖的治療效果，可說是一項不可或缺的重要因素。

十二、小孩和三溫暖

幼兒也可以充分的利用三溫暖。因為小孩子的血液循環作用，還沒有受到傷害，因此，其作用將會很高的。

對健康的小孩而言，強烈的冷卻，不僅不會感覺什麼異樣，反而有些小孩會很高興。

至於體質比較虛弱的小孩，或是常常會患病的小孩，剛開始也許並不喜歡三溫暖浴，但是，這樣的孩子，才是真正需要三溫暖的冷熱交互的作用，來幫助他們製造健康的身體。

●四歲以後應該定期的洗三溫暖

超過四歲的小孩子，應該定期的帶去洗三溫暖浴。

在小孩子的身上，應該培養抵抗強力細菌的免疫能力，並要保持體

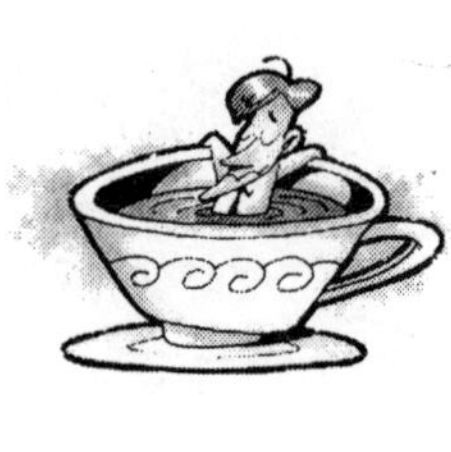

力。孩子們的淋巴器官，應該是非常活潑的，但是，現代的小孩子們，對這方面卻比較遲鈍，這是一種落後的現象。

然而，這種降低的趨勢，是可以仰賴自然的措施來補充的。也就是說，淋巴器官發達比較遲鈍的小孩子，非常適合借用三溫暖的力量來恢復的。

對小孩子來說，冷熱的交替浴，或者是不經意的潑水，在進入游泳池後，再到三溫暖室去加溫，是相當有效果的。這時候，並不一定要像成人一樣，加上強烈的溫冷壓力，只要稍微降低一些，淋巴液腺的作用也會有很大的效果。而且，身體組織內，也會產生抵抗力的。

●三溫暖可以增進食慾和睡眠

種類複雜的防衛反應，本來在活潑小孩的腺組織上，應該會出現更強烈的效果，這是我們所預期的目標。

使用三溫暖後，食慾會增加，本來是神經質又非常不安定的睡眠，也會變成深沉的睡眠，會使身體更健康的。

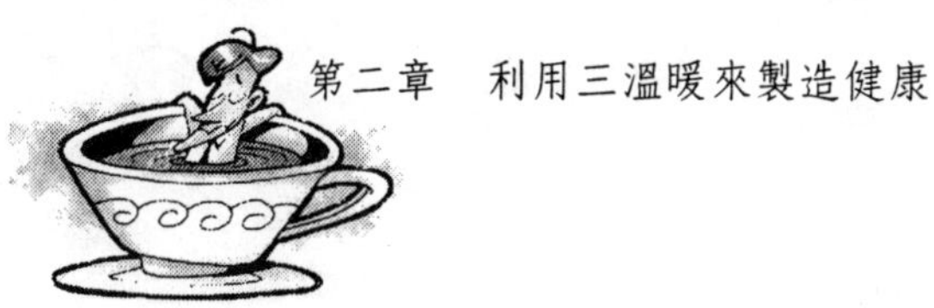

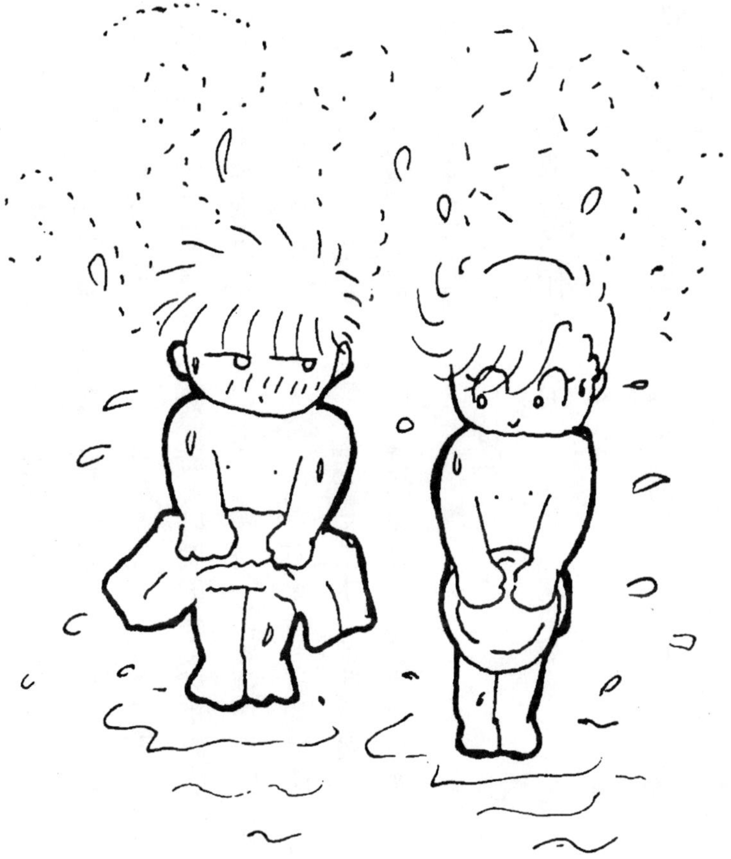

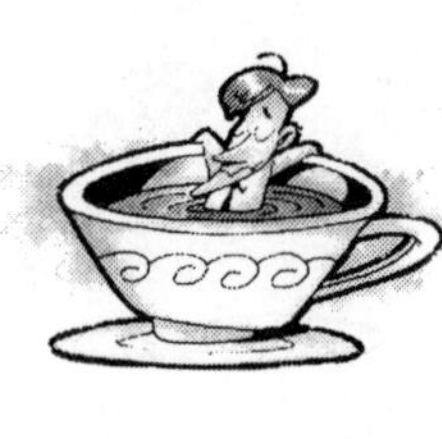

要提醒各位注意的是：小孩子們在三溫暖中的嬉鬧情形。我們必須要了解，在中、高年齡者比較多的三溫暖中，小孩子們可能會較拘束。

例如，有兩個小孩在洗三溫暖浴時，如果這兩個小孩彼此都不認識對方，他們就會保持非常的安靜，如果他們是兄弟，情況就不一樣了，場面會變得很吵鬧，尤其是有三個小孩子時，吵鬧的程度就更厲害。

因此，如果準備帶小孩子一起上三溫暖時，最好選擇年輕人比較多的地方，或者是能夠配合小孩子的天真，而具有家庭氣氛的場所比較好。

小孩子們從水中起來時，他們一定會拍拍水，彼此潑潑水，甚至發出歡笑聲、大聲的喊叫，這是孩子們天真的姿態，也是他們的權利。如果想要控制他們，的確是沒有意義的。

十三、三溫暖和酒精

假使每天都有喝酒的人，能夠定期的使用三溫暖浴時，就可以減少酒精對身體的害處。有這類想法的人很多。關於這個問題，如果每天都必定

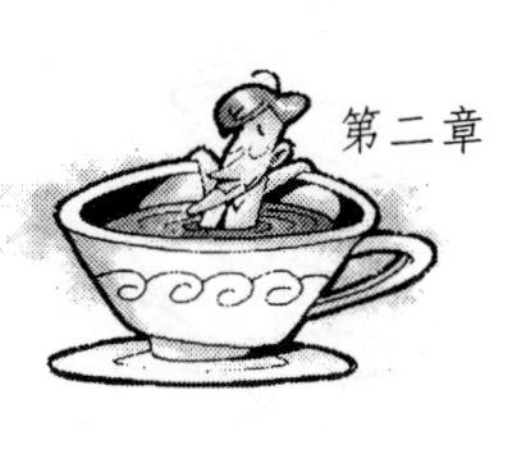

喝一些酒，久而久之，對肝臟的新陳代謝，的確是有害處的。

肝臟是擁有非常活潑的再生能力，然而它也需要休息的時刻。假如每天都給它酒精的負擔，那麼，總有一天它會失去功能而無法發生作用。

即使是利用三溫暖浴，對酒精的暴飲也是沒有任何幫助的。

肝臟和胰腺液、腎臟等，都有相當密切的關係。每天都喝酒，經常使過敏的腺組織承擔重的壓力，而且又連續傷害各個細胞時，總有一天，對生命非常重要的新陳代謝作用，就會無法發生它的作用。

這樣一來，毒素就會進入血液之中，血管壁的內側也會引起變化，結果就是動脈硬化的症狀。除了肝臟障礙之外，還會出現各種使身體不快感的高血壓呢！

在這個時候使用三溫暖浴，可以把開始上升的血壓做一定的調整，使肝組織的負擔減輕，但是，卻無法期待完全的恢復過來。

然而，如果仍舊繼續喝酒，不論自己如何有規則的繼續使用三溫暖，也是不可能實現除掉酒精害處的願望。

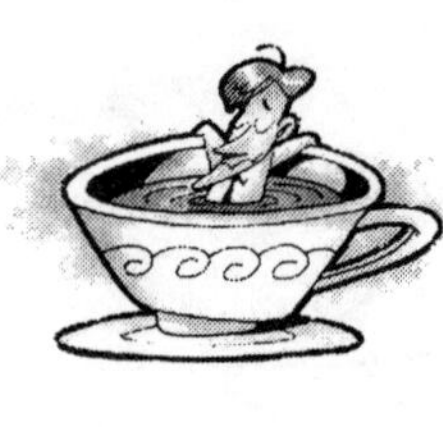

十四、被當成犧牲者的脊椎

現在，來談一談三溫暖的一個非常重要的任務，也就是對「脊椎的作用」。首先，先從醫學上的立場來分析一下脊椎。

脊椎是支撐我們身體的支柱，也可以說是承受我們的各種負擔的犧牲者。我們雙手的一切活動，其實是由脊椎所指揮的，並不是由腕部來控制。

腕和手是由脊椎支撐，而用來抓東西的道具而已。中間有許多的脊椎骨，伸縮性很大，非常容易移動。因此，脊椎的作用，是我們身體中非常重要的一環。

活動頭部，通常都用所有的脊椎骨來調整的。否則，就只能做些像點頭或打招呼等簡單的動作而已，並且會失去均衡，而無法協調。

因此，我們應該仔細的考慮這個重點，而想想看一天當中，到底有多少負擔是落在脊椎上面的。

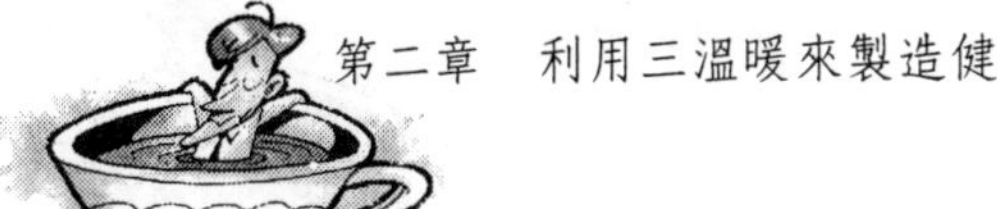

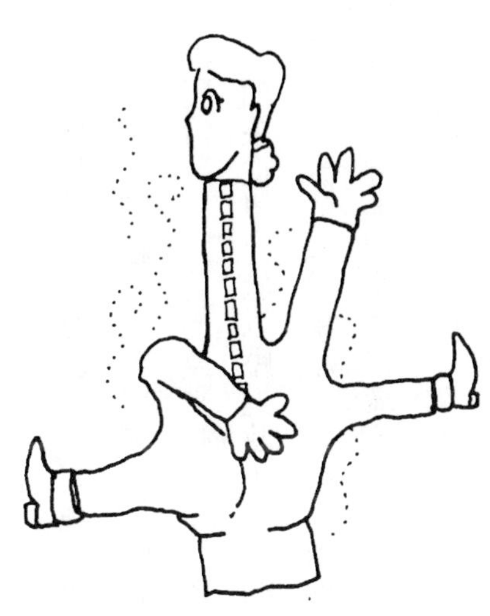

現在，我來舉一個例子。如果在汽車中連續坐上幾個小時，而且是使用同一種的不自然的姿勢。或者為了駛動車子，手放在駕駛盤上，並把頭部向左右轉動，且腳稍微提高。結果，背部會感覺疼痛。而有些人則因此而感到震驚。

有很多的人，在一整天當中，都以前屈或向左右彎曲的同樣姿勢在工作，而且幾乎是使用同一種旋律和扭動在轉動，因此，每天都給脊柱的關節和其緩衝的地帶，都施與了相同的負擔。如果運用和這種情形相反的運動來協調時，就不會出現這樣的後果了。

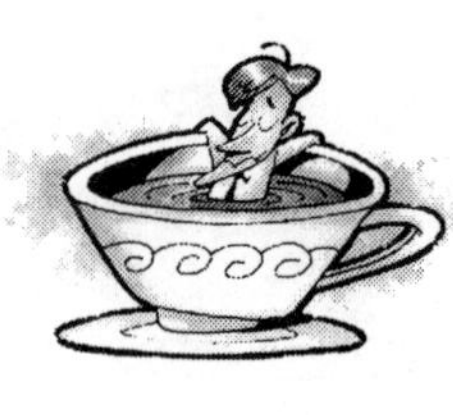

像這樣的複雜組織，真的能夠一直維持著健全的機能嗎？實在是令人生疑。

●脊椎如果有了負擔時……

脊椎是環繞著脊髓，再和極重要的神經束連接起來的。沿著脊柱走的許多微小的神經，是突出在脊柱的關節之間，而且從關節的接合處，有許多淋巴液系包圍著的無數動脈和靜脈。

如果從單方施以壓迫時，血液的循環系統就會停下來，組織就會無法接受到充分的氧氣供給，那麼，新陳代謝物的搬運就無法再進行。有時候在脊髓、脊椎的軟骨組織，也會產生氧的供給不足的現象。

供給不足的組織，為了尋找氧，就會起騷動，而我們就會感覺酸痛。例如，像狹心症的心脈絞痛，就是新陳代謝發生障礙的警告。

經常持續做使一方受到負荷的運動時，那個部分的神經，不但經常受到刺激，對神經組織的結合，也會有不良的影響。然而，這是連接在脊椎的上體或腹部，往往會引起胃腸不良、神經障礙，有時甚至會導致肝臟疼

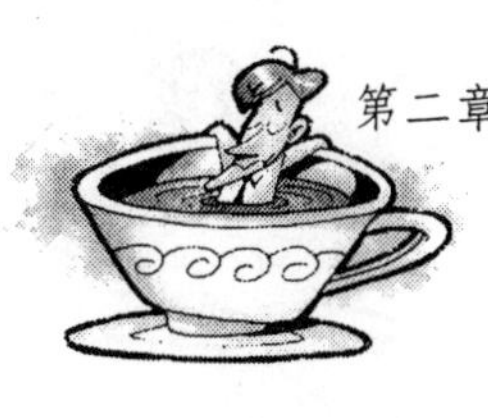

痛。

因為脊椎的過份負荷，而有顯著出現的毛病，像肩膀、腕部、腳部、脖子等等的神經障礙，這是會感到疼痛的部份地方。

●促進氧的搬運

我們所能做的措施，大體上就是接受按摩，或者是吃一些藥錠。然而這些可能無法從根本上治療，因為我們必須除掉障礙，再次使血液循環的作用良好，或是促進氧的供給等。

這種辦法，除了依賴自己本身的運動之外，沒有可行的方式。不論是做全身的運動，或是在新鮮的空氣中散步也好，同時，如果使用三溫暖也是很好的。

想要防止任何疼痛，而使血管恢復收縮作用的功能時，使用三溫暖的熱，比其他任可東西都有效。

因為三溫暖的熱，是從各個角度出發，對任何部位、組織都可以產生效果。然而，如果是其他的熱源，就不可能做到。

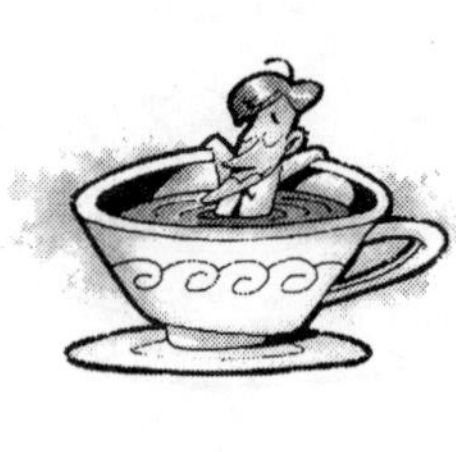

我們應該對扮演犧牲者角色的脊椎，給予關心，好好的推測其原因，而把握住脊椎的吶喊才是。如果只利用藥品來麻痺自己，只有更增加脊椎的負擔，是一種錯誤的決定。

想要使自己跳出目前的生活情況，的確是不容易做到的，因為大家都是不得不屈就於生活的壓力。然而情況雖然是這樣，但是，至少也應該仔細分析自己的身體到底有那些需要注意的情況才行。

不管在生活的壓力下，需要耗掉多少的社交和時間，不過，也應該極力避免造成自己的脊椎成為殘廢才是。

十五、運動和三溫暖

只要有規則的使用三溫暖，就可以充分的調養自己的身體。而且如果把三溫暖浴和增強肌肉的鍛鍊，一起並行時，就能夠強化肌肉組織，肌力也會增大。

因此，有實力的運動選手，在緊張的競賽之前，都會儘量保持血液循

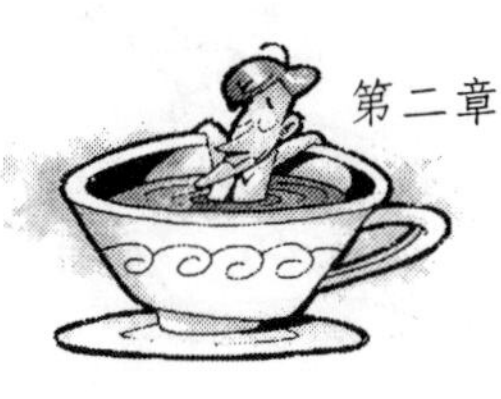

環的良好狀況。他們大多數的人，事先都會前往三溫暖，除去體內已經消耗過的新陳代謝物、減少乳酸等，而把葡萄糖重新送入肌肉組織中，這就是運動選手從三溫暖得到的主要效果。

一旦經驗到這些效果後，他們就無法不再去接受三溫暖的。只要沒機會到三溫暖室去時，他們就會感覺身體的某一部份的情況有異狀。這樣一來，就會有一種神經性的記憶不斷的暗示他說：「我的身體已經到了不上三溫暖不行的狀態了。」

其他像不做運動，整天待在辦公室的人，也和運動選手一樣，只要使用了三溫暖，就會有意想不到的效果。只要是生物學上的機能，不管什麼樣的型態，或何種職業的人，只要使用過三溫暖，都會有一樣的效果。

依照運動種類的不同，三溫暖的使用法，到底要怎樣的變化，這是運動方面的專門醫生應該做決定的。這些要點在運動專門醫生的文獻中，應該可以查得到，因此，在這兒就不加贅述了。

現在，讓我們來談一談，在滑雪時，應該如何來使用三溫暖的各類問題。

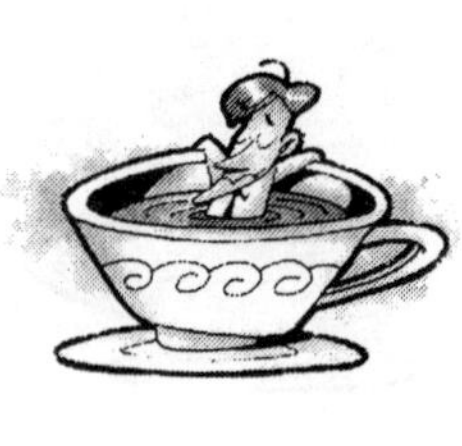

當三溫暖的風氣十分盛行的時候，凡是有滑雪場的地區，都蓋有新的三溫暖浴池。其中有一部分是以共同的興建方式和游泳池接臨在一起；另一部分，則是以民間投資興建的方式，將三溫暖設置在大飯店、賓館，以及個人的歐式旅館。

滑雪疲倦後，如果有可以使用三溫暖的地方時，最好去使用比較好。因為無論在等待滑雪搬運機時，或是坐在搬運機時，身體都是暴露在風雪之中，並且身體常會受凍。

另外，從練習場上，飛快的滑落時，身體骨骼的接合處，往往就承受了極大的負荷，必須要徹底的保溫才好。使用三溫暖，是能有效的促進骨骼關節的血液循環，以及新陳代謝的進行。

在滑雪場中，滑倒、受傷的危險性很大，這是因為長時間置身在寒冷的氣候中，氧或營養的供給特別不好的緣故。經常處在辦公室的人，或是在溫暖的地方住慣的人，由於沒有耐寒的抵抗力，所以，應該特別注意才好。

至於習慣於寒冷氣候的人，或在下雪地區生活的人，以及經常在戶外

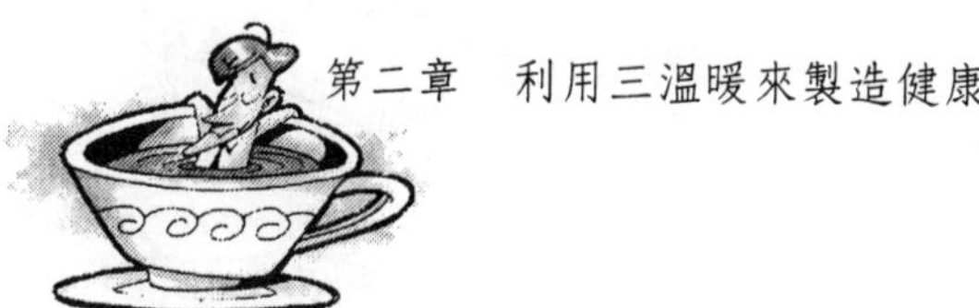

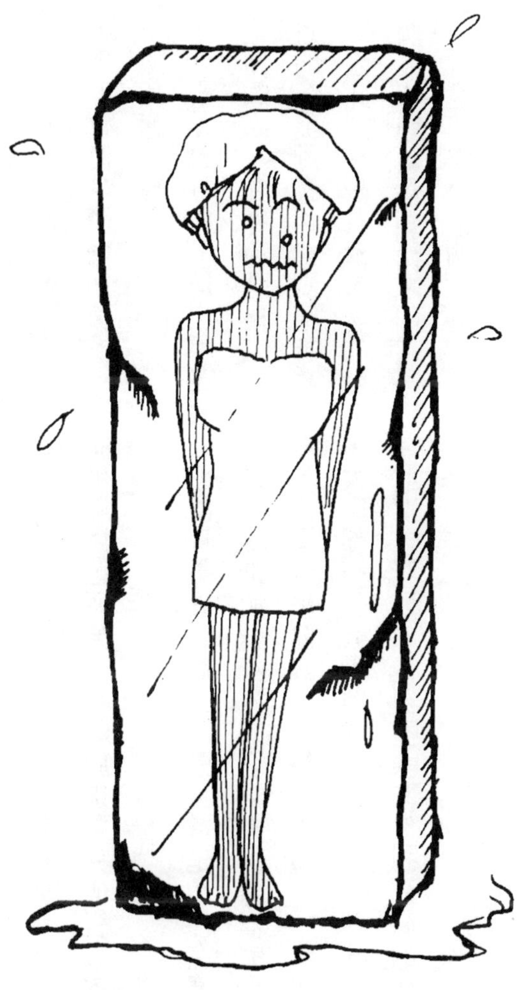

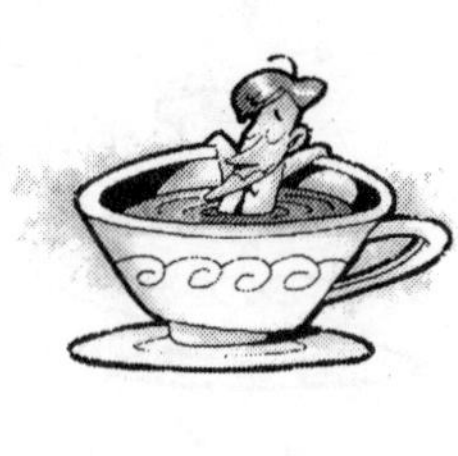

工作的人，因為已經很能適應在風雪中工作的生活方式，因此，在骨骼或關節方面，都已經擁有了良好的血液循環的能力。所以，發生事故的機會，就相對的減少許多。

在滑雪休假時，最好每天晚上都能洗三溫暖比較好，這樣並不算太多，也不會使身體增加負擔，反而可以減輕疲勞，有助於提早完成組織內的新陳代謝過程。

三溫暖的方式，是比用喝酒來加溫身體更有益於健康，這是和住在寒冷地區的人、在寒冷地區工作者，以及經常活動身體的北方人的習慣完全一致的。從神經性的調節意義來看，非常合乎健康，也很合乎道理。

因此，凡是有滑雪場的地方，大家都一直鼓勵興建三溫暖室，並建議每個人都要積極利用；同時，一個滑雪的選手，如果不能得到充分的休養，這是非常可惜的。

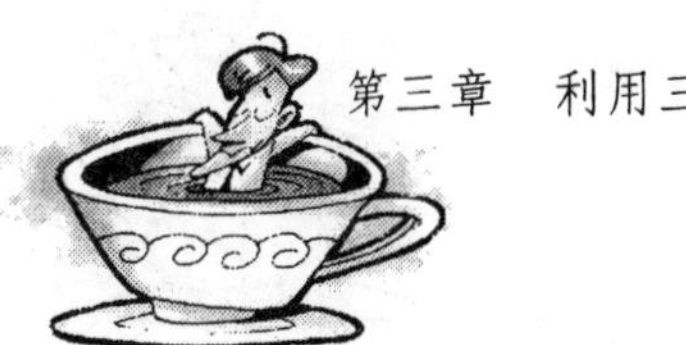

第三章 利用三溫暖的全身美容

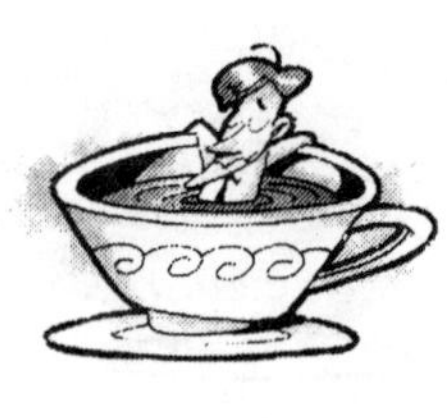

一、使用三溫暖真的會美麗嗎？

只洗過一次三溫暖後，皮膚的外表就會有所改變了。而且體內旺盛的血液循環，會把體內有害的廢物，順利的搬運出去，還會刺激皮腺。如果能夠定期的洗三溫浴，不清潔的皮膚，也會變得非常清潔；鬆弛的皮膚組織，也會得到彈性力。

皮膚可以表現出自然的健康美，也就是反應體內器官的一面鏡子。希望大家能夠多多利用三溫暖，來創造出健康的皮膚。

想要利用三溫暖，來使自己變得苗條，必須要費相當的苦心。除了要謹慎的選擇飲食，而且還要一邊上三溫暖，才會實現的。

幾乎所有的三溫暖室中都有體重計。只要經過幾次三溫暖過程後，再量量看時，就會發現自己的體重，很可能已經減輕二、三公斤。

「喔！我的脂肪消失了。」

一直盼望著自己能夠苗條的人，也許會這樣的喊叫出來。但是，這只

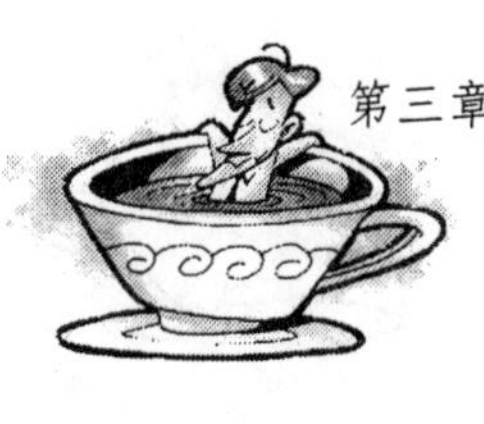

是一種形式上的減輕而已，千萬不要得意忘形。因為體重計上的指針，大部份都像海市蜃樓一般，等到第二天早上，你以為在蒸氣中已經溶解的脂肪，就會再度的出現了。

以德國流行的一句話來說，就是：「過多的磅都是頑固者。」表面上看來已經減輕的體重，實際上是和冒汗、腎臟所排泄的水份的喪失量成正比例而減輕的體重罷了。由於這種事實，使得因過剩的體重而感到苦惱的人，只能徒增一聲哀嘆而已。

二、想利用三溫暖製造苗條並不簡單

女性是特別會在溫冷的壓力中，做各種的努力，但往往因沒有任何效果而失望。不過，這是使用者本身的問題，三溫暖並沒有任何責任。

想必各位都已經知道，三溫暖的效果，是非常廣範圍的。三溫暖可以顯著的促進新陳代謝，而由皮膚或腎臟排出多量的水份。因此，「空腹」和「口渴」的現象，就會接連不斷的產生。

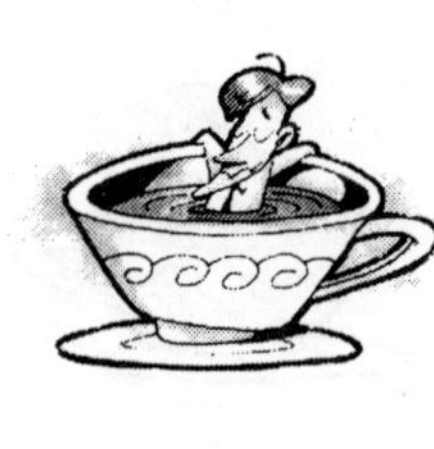

在這個階段時，對想要苗條的人來說，就是比較辛苦的鍛鍊過程了。

在三溫暖中，一邊休息，一邊打瞌睡時，某種像霧的東西就會出現。這些東西，會突然以正在起泡般的啤酒的姿態出現，而使人嚇了一跳。當我們從夢中醒過來時，就會很想喝一杯冰冷的啤酒。

然而，如果我們立刻按照慾望來進行時，實在是太可惜了。應該仔細的考慮，想想看是否要進行下一個三溫暖的過程，或是暫時再忍耐高溫，然後再進入冒汗室。

自己應該去體會一下那種不論什麼樣的冷水，都想要喝的滋味；其實，在這個階段，應該節制自己不要喝任何飲料才對。

三、三溫暖和飲料

事實上，有很多使用三溫暖的人，似乎都一直是拒絕任何飲料。但是，在三溫暖中，既然已經待了二、三個小時，攝取水份應該是很重要的一件事。

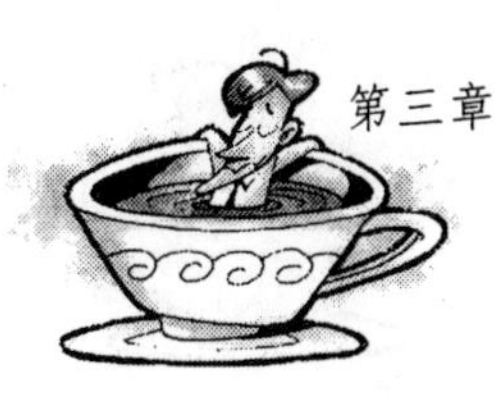

因為在三溫暖的過程中，會冒出很多的汗水，腎臟會受到顯著的刺激。這時候，身體的組織內部，已經喪失了相當份量的水分。

在第一次的過程中，分泌的量並不算多。但是，等到經由第二次或第三次的過程後，身體就會比較溫暖了，皮膚和腎臟的分泌，隨著也會更加激烈。到了第四次過程後，就會變得微弱。

這就是健康人洗三溫暖時的基本變化模型。

●和荷爾蒙的關係

儲藏的水份減少，尿就會濃縮，這樣一來，腎臟就必須做更多的活動。然而，四十五歲以上的女性和五十歲以上的男性，由於賀爾蒙的交替，可以抑制組織內的水分。因此，可以儲蓄相當份量的水分。

因此，從第二次到第三次的三溫暖過程中，這些年齡的人，汗和尿的分泌比較少。

所以，如果要攝取適當的飲料，也應該選擇卡路里比較低的東西。有關飲食方面，是在三溫暖的進行中都不能吃，第到第二天早上，才稍微吃

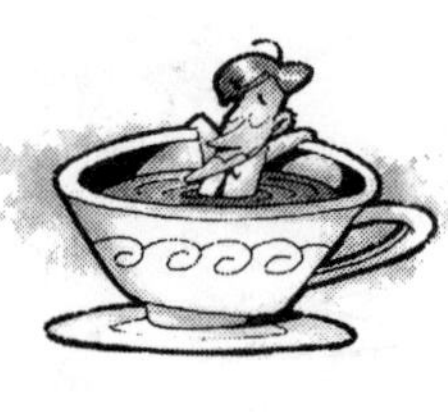

一點。

●腎臟障礙者的利用

但是，腎臟障礙的利用者，要做為生理上的調節作用，則又另當別論。腎臟障礙的起源，到底是從什麼地方發生的呢？

在孩提時，常常會患流行病，其中的代表就是扁桃腺炎。這種的毛病，會在短期間之內，就在腎臟組織內製造病源。腎臟受到傷害後，就會引起腎臟炎。一般都沒有什麼症狀，等到時間一久，原因也會被忽略的。然而，也許在平常時，都沒有什麼狀況發生，但是，等到了老年的時候，就會引起高血壓症。

這樣的情況，有時很可能是由於本能上的衝動而引起的。因此，想利用三溫暖徹底治療「潛在腎臟障礙」的人也很多。然而，這些使用的人，如果想自動的禁喝飲料，這是完全錯誤的。

小孩子的時候，常常患流行病，長大了之後，也常常患感冒的人，將來變成腎臟病的可能性很大，所以應該注意才好。

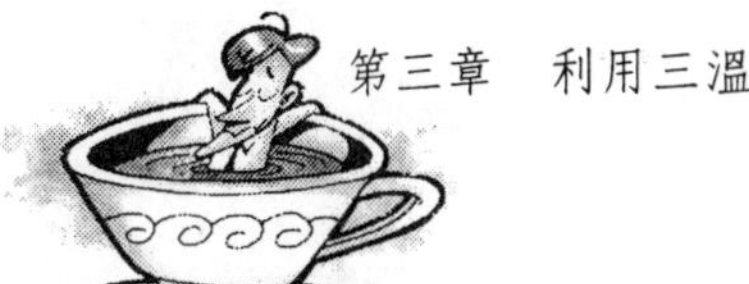

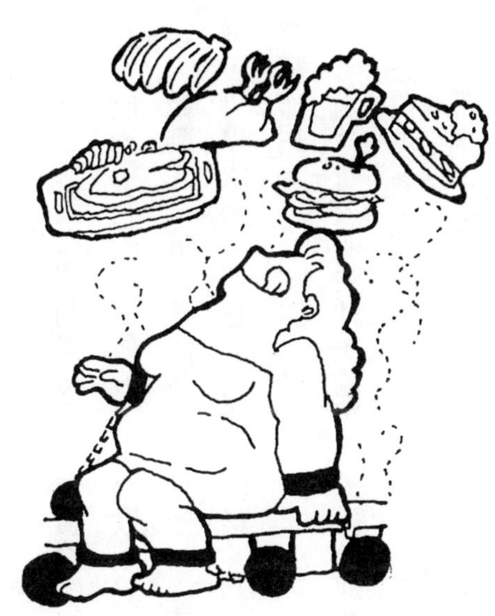

●飲料是絕不能缺少

腎臟障礙者和健康的人一樣，不但可以喝飲料，而且在三溫暖的使用時，更應該多喝才對。

有一些人不了解腎臟的過濾作用，於是，就以為如果排泄出多量的水分時，也會把許多的營養素也排出體外。其實，體內儲藏的水分，一旦減少時，必須加緊補充水，健康的腎臟，才會收縮而排尿。至於有腎臟障礙者時，因為喪失了一部份的機能，所以，剩餘的健康組織，就必須

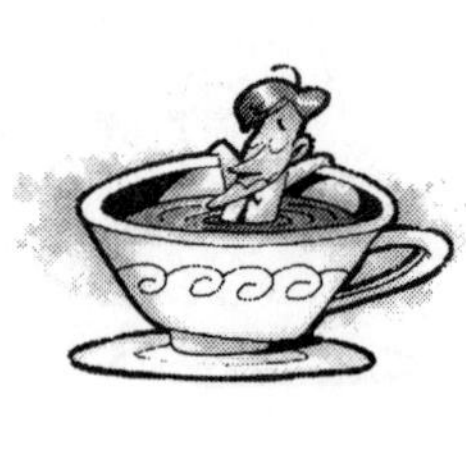

全部包辦而負擔任務了，這一點非常重要。

腎臟血液中的水分，如果愈少，組織的負擔就愈大。因此，為了進行汗以及尿的排泄，又因現代的文明社會中的人，新陳代謝的過程進行非常的緩慢，所以，就必須要再度的補充組織水。

當進行到徹底的溫暖後，腎臟障礙者最好不要限制自己的水分補給。為了能夠順利的排泄尿液，應該飲用更多的水分，補充組織水才是。

鼓勵大家最好喝礦泉水、果汁、啤酒、蘋果酒來補給水分。尤其是啤酒，可以說是最理想的三溫暖飲料。其次是蘋果酒，這些東西都可以促進腎臟作用。

因為體力的消耗，飲用啤酒比較理想。但是，如果是身體疲倦的人，最好還是選用蘋果酒。

然而，必須要注意的是，絕對不能喝咖啡。在冒汗的過程中，心臟的跳動會增加，經過沐浴、水浴、戶外或以雪來磨擦身體，而冷卻數分鐘後，心臟的跳動次數會再次恢復為正常值。但是，如果喝了咖啡時，由於心臟的跳動，已經因為三溫暖而增加了，現在又會被咖啡因所刺激，而更

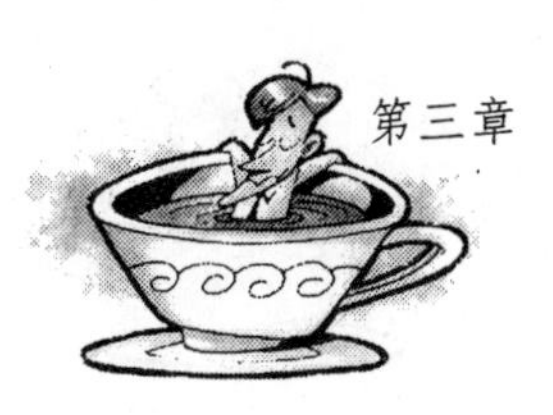

增加跳動的次數。

冷卻之後，脈搏雖然會恢復原狀，但是，比較不容易恢復成每一個人的正常值；因此，在休息當中，如果還喝一些刺激的飲料，而使心臟的跳動持續不停時，就會使心臟增加了一些不必要的負擔。

●限制飲料

如果是想要達到苗條的效果的人，最好不要喝啤酒或卡路里較高的果汁，以及香檳、洋酒等，最好是喝礦泉水，其次是蘋果酒，如此才能達到苗條的目的。

飲用比喪失量更少的水分，或是攝取一些不含卡路里的飲料時，才能夠減少體重。因此，譬如像比較容易積存脂肪和水分的中高年齡者、賀爾蒙有異常的人，以及甲狀腺有異常的人等，必須要特別留意。

這些人由於體內的組織，常有維持過剩水分的傾向，而且這些水分的量，有時甚至有數公斤之多。因此，除了要限制水分的攝取量，還要定期的洗三溫暖。這樣一來，就可以除去好幾公斤的水分了。

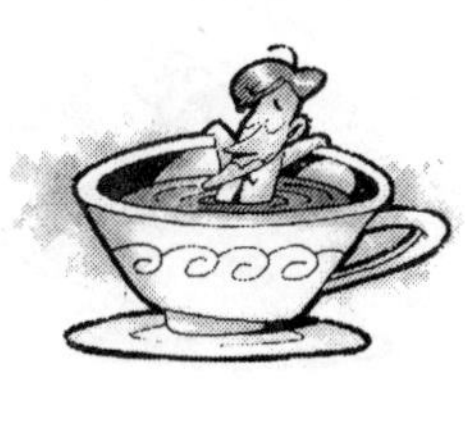

因此，一定要限制水分，才能對三溫暖的治療，顯現其良好的效果來。

對飲料方面，已經討論完畢，而在飲食方面的情形也是一樣。如果想要減肥的人，在飲食方面也必須要限制食量才可。而且每一天的菜單，也應該配合實施才好。同時，在攝取卡路里的方面，也必須有計畫的來分配，這樣才能達到良好的效果。

四、三溫暖和飲食

原則上，含有多量的鹽分和較會產生刺激而形成胃酸的飲食，應該要儘量避免。因為這樣的食物，都會促成食慾過多的現象。

譬如養樂多，尤其是含有水果成份的養樂多，可以說是食慾的增進劑。另外，熱湯和咖啡，也同樣會增進胃酸的分泌。因此，應該喝紅茶比較好。然而，在喝紅茶時，最好不要添加酸味的檸檬。

還有，藥味也會增進食慾，最好不要食用。至於碳水化合物之類，也

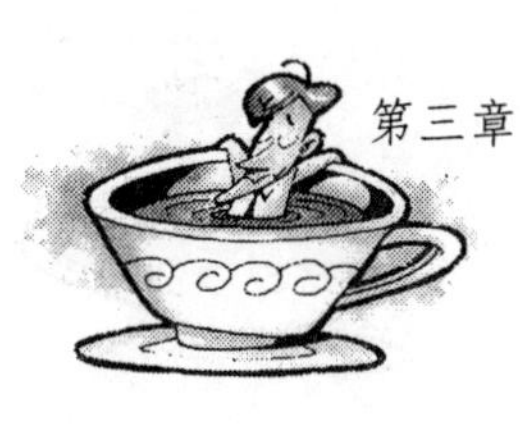

應儘量避免才好。這是因為碳水化合物和鹽一樣，容易蓄積在體內的緣故。

想要減輕體重的另一個方法是，不要吃得太飽。如果你發覺自己已經吃得很飽，才離開飯桌時，這個時候的你，已經是吃得太多了。由於感到肚子飽的時候，大部份都是在飯後三十分鐘才會發覺。因此，在自己還想要多吃之前，最好能夠自制才好。我們應該注意的是，肚子有還未飽的空腹感，其實在三十分鐘後就不會有感覺了。

另外，不要常常想要吃一些自己平常吃的一些飲食。而且，必須努力抑壓食慾，自我節制一番。千萬不要在口袋中裝著巧克力或餅乾等類的零食。

糖果類的東西，常會使胰液腺和胰臟器官的作用旺盛起來，因此，吃了之後，會真正的產生空腹感。所以，最聰明的辦法就是啃一塊黑麵包，使胃長時間保持活動。

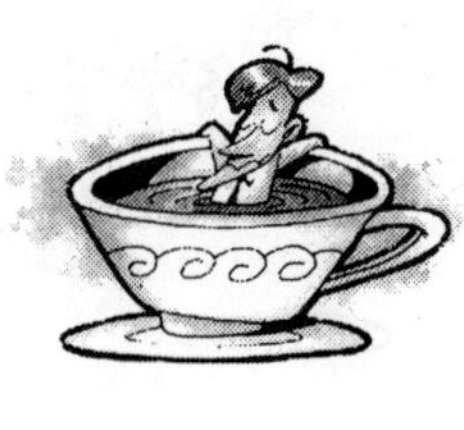

●吃牛排不如吃煮過的牛肉

現在，再來討論一個話題。有些人在減胖的過程中，特別喜歡吃很多的牛排。在表面上看起來，似乎是一個達到苗條的好辦法。但是，真不明白這是什麼人所想出來的傻辦法。

因為牛排的肉質較軟，很快就會被消化，而在短時間內通過胃，然後送到腸中。再經過數分鐘後，就會喜歡吃更多的肉，新的空腹感就會再度出現。

如果你的胃部很健康，就只要吃一些燉過或煮過的牛肉就好。當然，這些肉要煮到軟也必須經過長時間。當肉進入胃後，胃為了消化，就需要較多的時間，也許會停滯在胃中。然而，如果吃的量減少時，就沒有什麼好擔心的了。

這樣一來，就可以保持數小時的滿腹感。另外，如果這些肉的一部份，能夠生吃時，也可以期待出血液作用的效果來。

奶油是可以攝取的。早餐如果沒有香腸或乳酪，只要吃沾有奶油的黑

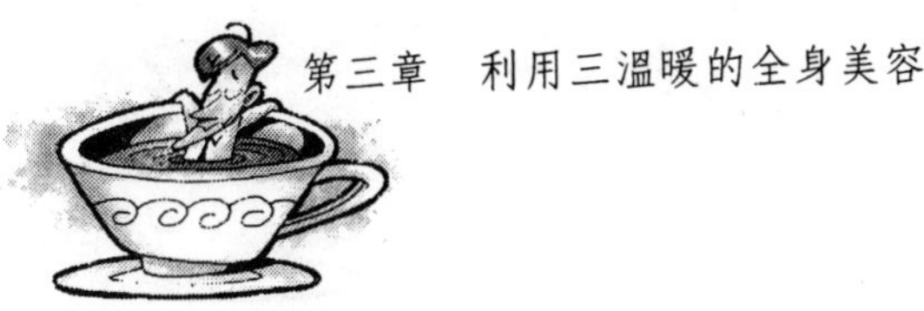

第三章　利用三溫暖的全身美容

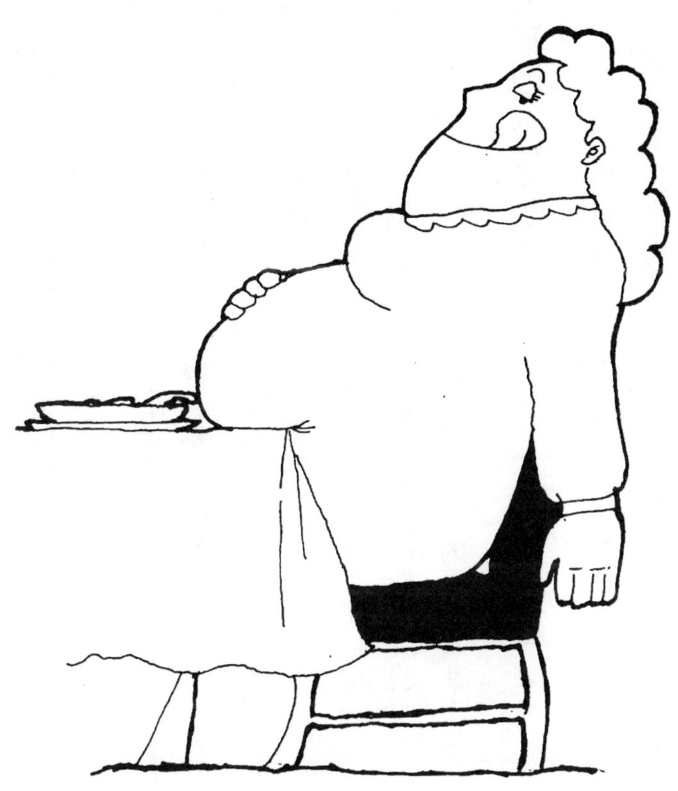

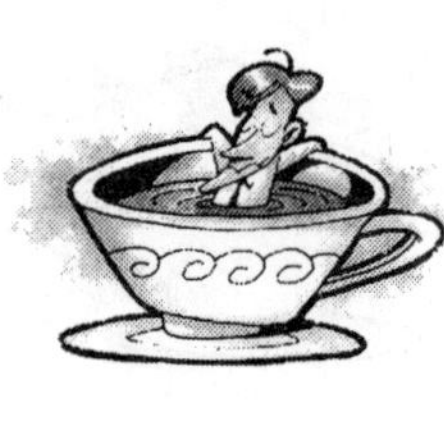

麵包，也就可以保持滿腹感了。

奶油對於促進皮脂脂肪酸的新陳代謝，是非常有效的。這是因為含有脂肪的食品，可以使神經和腦的作用活性化的緣故。

在限制飲食的期間，幾乎都沒有攝取過脂肪的人，反應會比較遲鈍，精神也不活潑。因此，對於很多營養學家的處方中，限制攝取脂肪這一點，若站在生理學的立場上來說，實在令人難於贊同。尤其是從事精神方面工作的人，恐怕對這樣的建議更不敢苟同了。

當然，療養院中的患者，情形就不能相提並論了。但是，如果是過著職業生活的人，或是短期間住在療養院，想要維持健康的人，以及想要恢復健康，而使用三溫暖的人等，都應該有個別的適用基準才是。

●自然的感覺和本能

像研究學問一樣，對自己健康最有效果的辦法，就是必須要研究出最適合於自己的方法才行。因為每一個人都各有不同的新陳代謝的特性，我們不必非去配合別人不可。

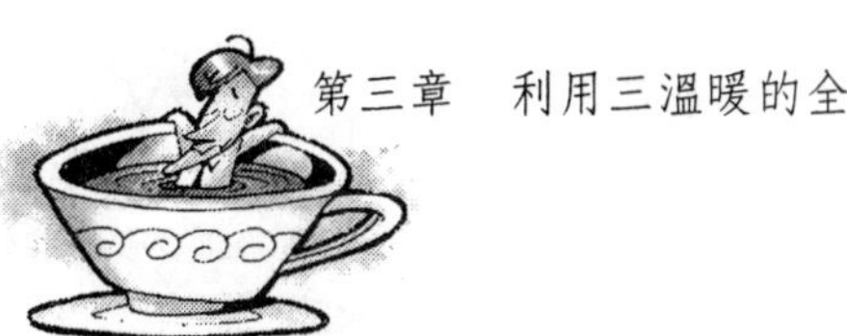

如果心情感到不快活，那一定是什麼地方出了問題。這種自然的感覺，是我們本來就擁有的本能，若一味地按照一般強制性的基準，而抹滅或是勉強自己去改變，這也是錯誤的。健康的人，應該對自己的飲食計畫有信心，不要被外來的壓力所影響。以後，只要稍微限制，使攝取量再減少就可以了。

只要能夠自始至終的實行，隨著時間的經過，到了後來，自己就會了解怎樣注意飲食了。

繼續實行合理的限制飲食長達四、五個星期之後，胃就會自然的縮小。這時候，胃、肝臟、胰液腺所分泌的消化液，就會無形中地減少了。腸也會跟著增加吸收的密度，更巧妙的分解攝取的飲食。這樣一來，所需要的飲食量，就會相對的變小了。

每餐所使用的盤子的數量，不要太多，菜色的調配也不要太複雜，或是過分的多彩多姿，則肥胖的人，應該就會慢慢的減少了吧？

平常不從事勞動的人，本來就不需要很多的卡路里。只要攝取少量的天然食物，就會有滿腹感了，而且一樣可以有工作的慾望。但是，好像人

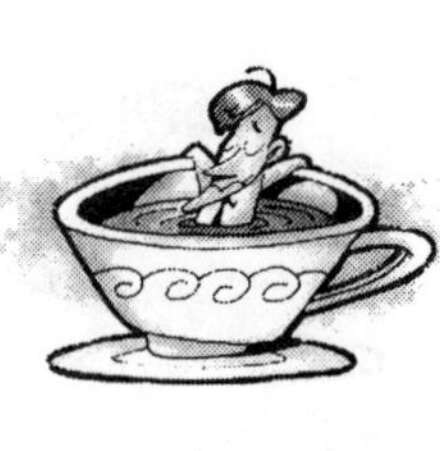

們都忽略了這方面，而一直有錯誤的觀念。

經過了幾次的嘗試之後，必然獲得了確切的證實。只要恢復了理想的體重後，再次的實施適當的飲食，仍然可以維持正常的體能的。

●可以製造苗條的三溫暖

但是，為了維持一定的身材，必須要定期的洗三溫暖才行。實施三溫暖時，看看是要禁食，或是限制飲食的方式來配合，這樣就會提高三溫暖的新陳代謝的效果了。

除了定期的使用三溫暖之外，不妨再做體操。而且如果一星期中，至少有一天能禁食，則要達到苗條的目的，應該就沒有問題了。

五、三溫暖和美容

關於三溫暖和美容的關係，不必再重新談論了吧。因為皮膚的血液循環和淋巴液的流動，使用前面所說過的方法來刺激時，不只是達到流汗的

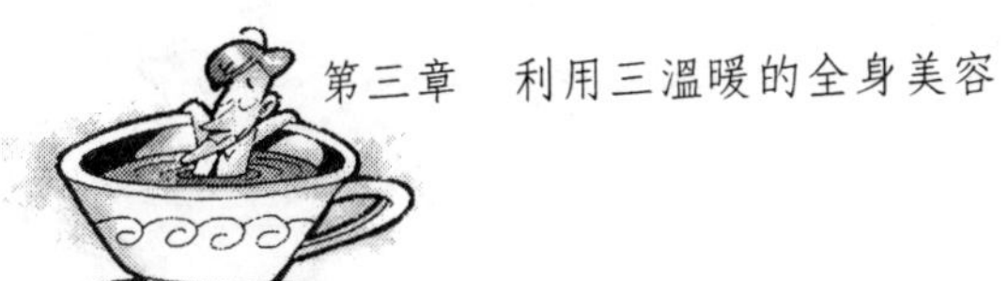

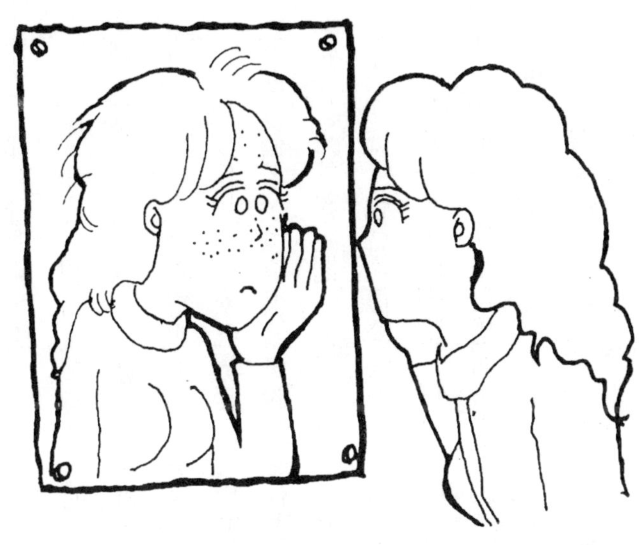

效果，而且也會影響到皮膚的作用。三溫暖的效果，就是整個身體都會受到刺激，這一點在前面已經說明，並以各種事實證明過了。然而，在這裡要順便強調，三溫暖也可以促進維他命的吸收，以及促進頭髮的發育。

還有，由於受到加溫的影響，睡眠可以加深，可以完全發揮出睡眠的再生力。因此，皮膚就會更加的美好和滑潤，這是每個人都有的感受。

皮膚可以表現出自然的健康美，也就是反應我們體內生活的一面鏡子。如果皮膚不太美的人，可

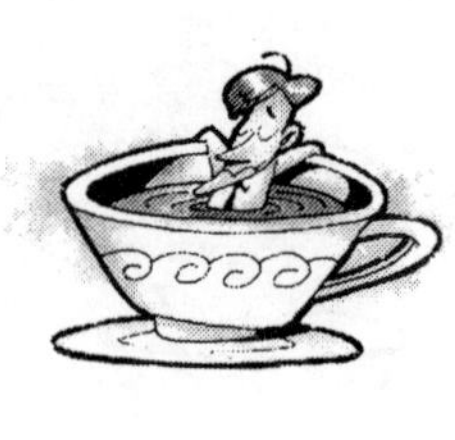

能是身體的某一部份發生了異常的現象。這是因為皮膚和每個身體內部的器官，都有聯繫的關係。

皮膚是和外界有直接關連，而擁有很多機能的巨大器官，對體內的組織，往往會有影響。因此，我們就需要好好的調養一番。從皮膚的表面，是可以看出體內的各個組織的異常現象。

只要使用過一次三溫暖浴，皮膚的表面就會有所不同。而且體內旺盛的血液循環，也會很愉快的搬運有害的廢物，並進而刺激皮腺。

如果能夠定期的去洗三溫暖，不清潔的皮膚就會變得很清潔；遲緩的皮膚組織，也會恢復緊張力。再加上後來的按摩，效果就更增加。

外皮已死去的細胞，可以用刷子或按摩來除去。於是，當你從三溫暖室走出來時，原來疲倦而呈青白色的皮膚，就會變成又清潔又柔軟的健康狀態。

皮膚象徵著年輕和美麗，也是反應全身的健康狀態。

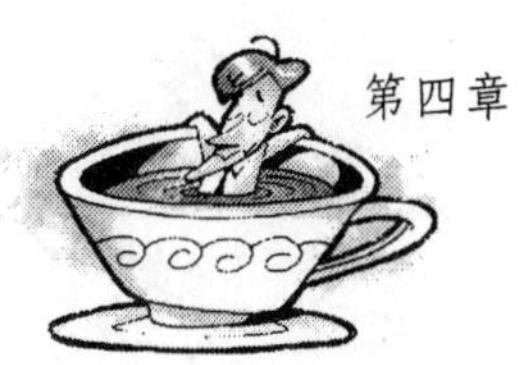

第四章

發展中的家庭三溫暖——紅外線三溫暖

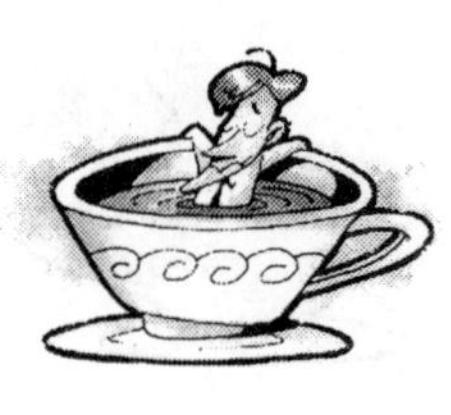

一、三溫暖是偉大的溫熱健康法

不會使心臟或呼吸器官增加負擔的三溫暖，就是「紅外線三溫暖」。因為其熱源是使用家庭用的交流電源，所以，溫度也只有五十度左右。不論是小孩或年老的人，都不必擔心會發生意外的事故。這是對任何人都有好處的三溫暖，同時，又是安全又有效的家庭式三溫暖，為了全家人的健康著想，也為了達到美容的效果，希望大家一起來使用。

二千多年之前，在芬蘭所誕生的三溫暖，使得難得享受陽光的北歐國家，在嚴酷又漫長的冬季裡，被用來當作恢復疲勞的一種自然的健康法。這種方式一直沿用至今，後來全世界的人們都知道了它的作用後，就普遍的流行起來。它對很多人的健康，都給予了很大的幫助。

台灣的高溫多濕的氣候，是非常適合於使用三溫暖。我們的身體，是因為汗腺的作用，而進行調節體溫的；然而，過高的濕度卻會妨礙汗的蒸發，本來應該向體外發散的熱，很容易的會停滯在體內，因此，會使生理

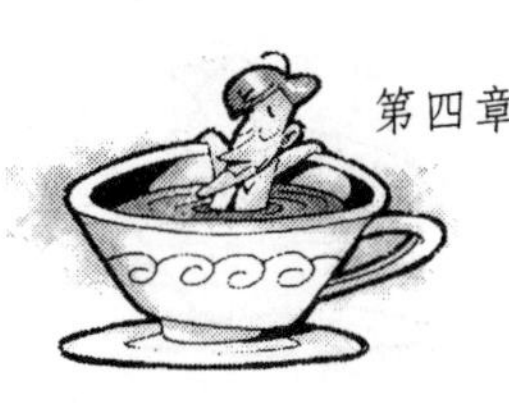

產生不快感，身體也無法受到調合。有人所以非常熱衷於洗三溫暖浴，也許是受到這種氣候的影響吧！

三溫暖室中乾燥的熱氣是可以使汗容易蒸發，而且把體內的熱度發散出來。當我們進入三溫暖室後，所以會感到舒暢感，也就是這個緣故。這就是說，平常被高濕度所抑壓的汗腺作用，因為體溫的調節機能的高昂，而促進了發汗的功能，得到了爽快感的緣故。

二、三溫暖健康法的時代

三溫暖是由汗來引導美容和健康的。由於現代的社會中，人們很少有流汗的機會。因此，利用三溫暖來發汗，不僅是帶來爽快感，而且也會給我們帶來身心上各種各樣的效果。譬如解除疲勞、壓力、減肥、安眠或美容等。三溫暖的健康效果，是必須持續的入浴，才能真正獲得的。

三溫暖浴，除了像芬蘭的熱氣澡之外，也有利用濕的蒸氣來加溫身體的（俄國式澡），或是最近很流行使用的「紅外線」式的三溫暖。

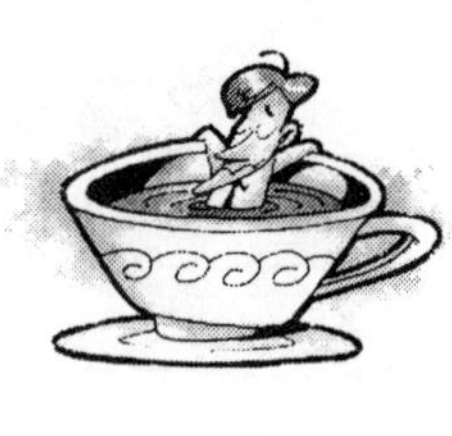

洗蒸氣浴時，體內熱氣的擴散受到阻礙，因此，體溫不斷的升高。這樣一來，就有增加呼吸器官和循環器官負擔的缺點。

如果是使用較低的溫度，就比較容易入浴，而且流汗也比較顯著。因此，全家人都可以享受的紅外線三溫暖，是最適合於全家人的三溫暖。

家庭式的紅外線三溫暖，是每一個人都可以配合自己的體力或健康狀態來入浴的。因此，可以說是最適當、最積極的健康製造法。

三、何謂紅外線三溫暖

●十分流行的紅外線三溫暖

不是像蒸氣浴或高溫熱氣浴一樣，呼吸比較困難，因此，可以快樂的接受「紅外線三溫暖」，這是對健康沒有自信的人，也可以放心使用的三溫暖。所以，才會在現代受到一般人的矚目。

所謂紅外線三溫暖，就是把高溫浸透於皮下組織深部的作用。這是利

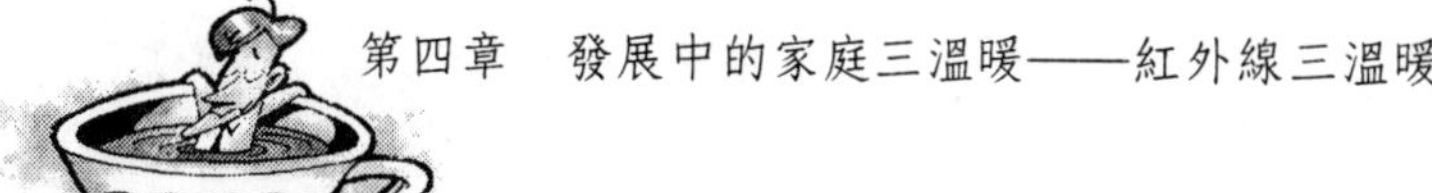

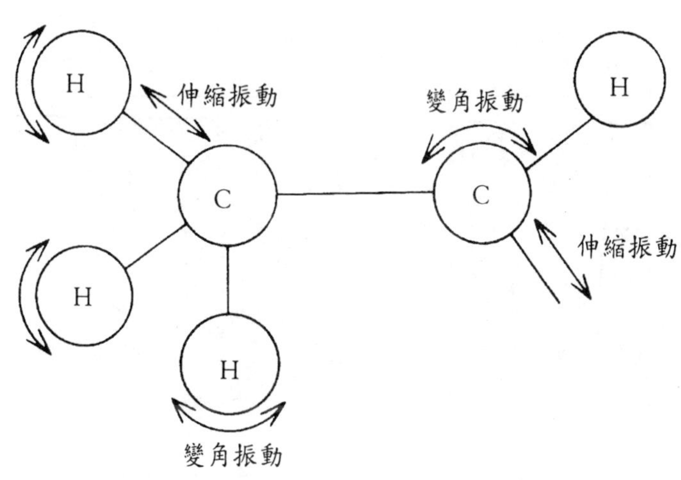

圖1　乙醛的振動

用高熱線（遠紅外線），而達到流汗效果的三溫暖。

這種遠紅外線，當照射在體內的構成分子時，就會在其分子內，引起振動共鳴的呼吸現象。同時，波長較長的遠紅外線，會使這個呼吸的振動更加激烈。因此，就會發揮出效果而變換出熱能來。

●溫熱效果很高的遠紅外線

當遠紅外線照射在人體時，體內就會轉換出熱能來。因此，就可以促進血液循環。我們由知覺神經就能夠感受到溫暖的感覺。

人體最感到溫暖的波長，據說和

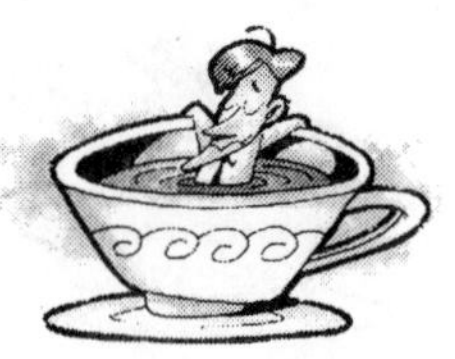

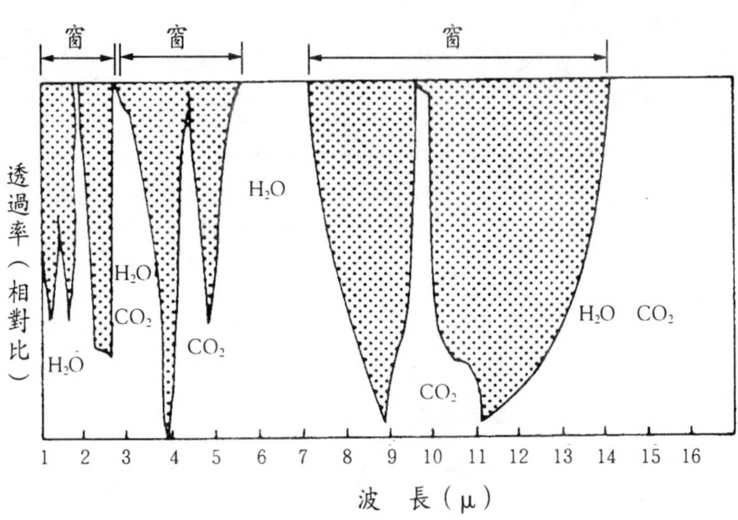

圖2　主要的大氣組成的紅外線呼吸帶

人類長年累月所接近的太陽光線的輻射能，有很大的關係。

像圖2所表示的，太陽光中的紅外線，被大氣組成分子的紅外線吸收帶吸收。特定的波長是〇・二六～二・五毫微米，三・〇～五・〇毫微米，七～十四毫微米被攝進人體。這個可以透過紅外線吸收帶的波長域，一般都稱為「大氣之窗」。經由這個波長所照射下來的紅外線，才會使人體感到很溫暖的。

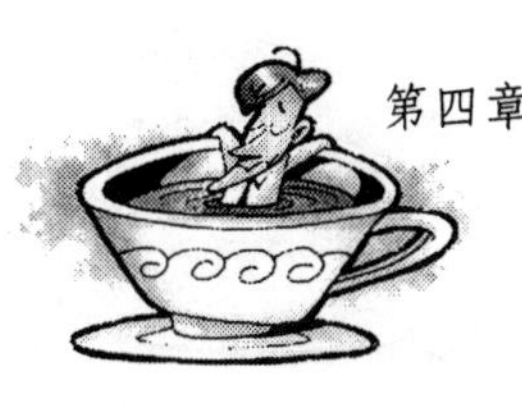

四、遠紅外線三溫暖的效果

●被應用在三溫暖的遠紅外線

以遠紅外線的電熱器當作三溫暖的熱源時，大概有五十度～六十五度溫度時，就會像過去在三溫暖中一樣的發汗。

根據圖3的表示，人體的皮膚是在三毫微米，六～十毫微米，十二毫微米以上的遠紅外線領域，很容易吸收輻射熱。另外，根據圖4，在遠紅外線領域的輻射熱，幾乎完全不會被反射出來。

因此，使用遠紅外線電熱器的三溫暖，不只是為了發散體熱，而排出汗液；同時，因為波長的特性，從皮膚腺也可借助水分的力量，而排泄出體內廢物或積蓄物。這和過去的三溫暖相比，僅使用較低的溫度，就可以達到三溫暖效果的方式。

營業用三溫暖，是使用一〇〇度～一一〇度這種高溫來刺激體內的，

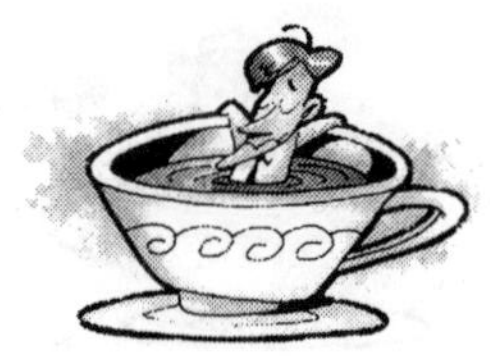

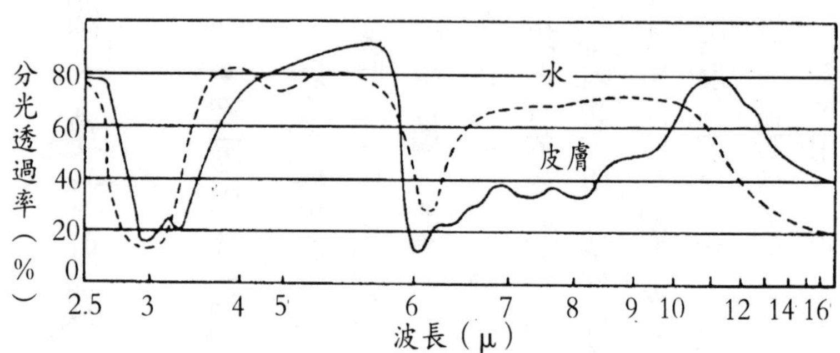

圖 3　皮膚和水分的分光透過率

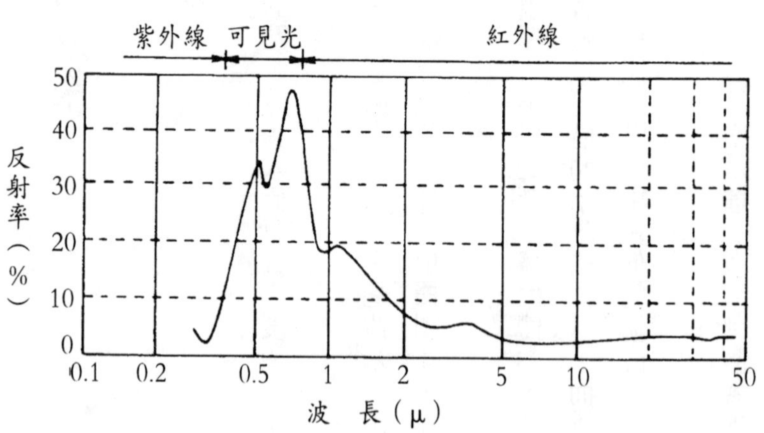

圖 4　皮膚的分光反射率

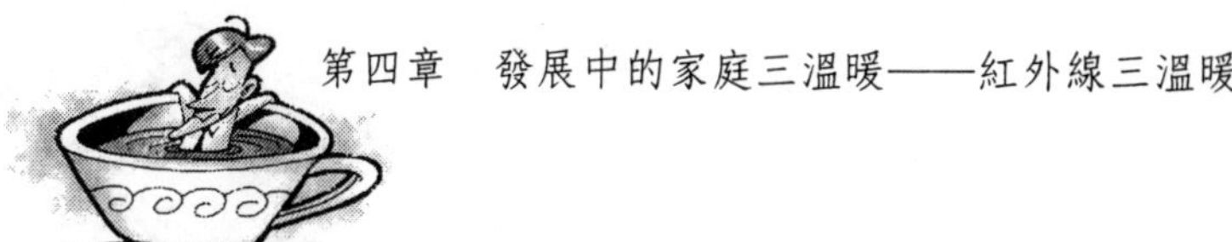

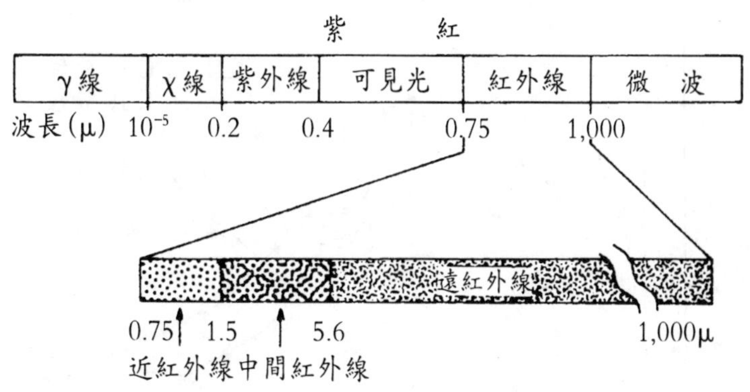

圖5　光譜中的紅外線位置

因此，入浴過久時，反而會感覺疲勞。有時冷卻後，也會產生出身體的不協調。但是，遠紅外線三溫暖，只佔了營業用三溫暖的二分之一的溫度，也就是約五十度就可以入浴。

同時，我們在前面已經提過，電磁波的遠紅外線，是可以達到皮下組織的深部，所以，雖然比較低溫，也是可以使身體內部感覺很溫暖的。

●易使人流汗的遠紅外線

遠紅外線三溫暖，對皮膚的刺激比較柔軟，由於可以使皮下組織也感到溫暖，因此，流汗的量特別的多。如果和一般的汗量加以比較時，洗二十分鐘的

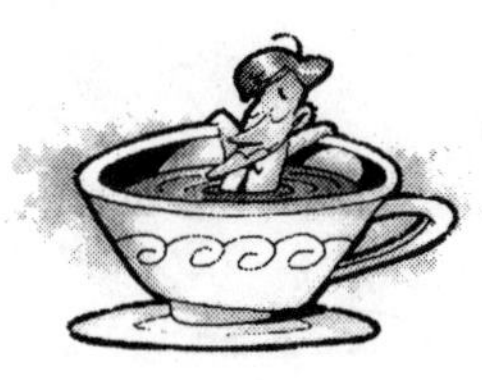

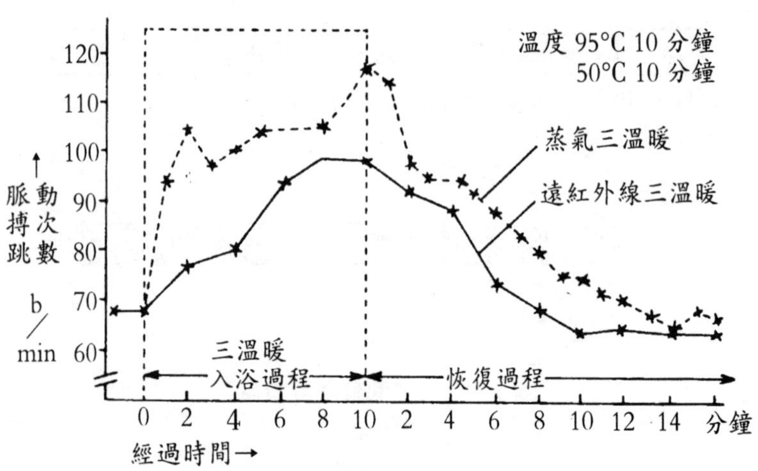

圖 6　脈搏次數的變化

紅外線三溫暖，流汗量約三百毫升（約一杯半），洗遠紅外線三溫暖三十分鐘時，大約有五百毫升（約二杯）。以一個小時來換算時，就可以排出約一公升的汗量。

這是相當於一百度的蒸氣三溫暖的流汗量，這些汗蒸發後，大概會有約十公克的殘留物，其中含有有害的重金屬類的成份。

脈搏和呼吸的次數，在洗遠紅外線三溫暖時，到底會有怎樣的變化呢？

圖6是在營業用三溫暖入浴十分鐘時，和在五十度的遠紅外

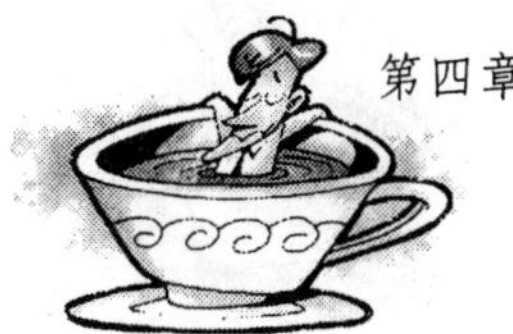

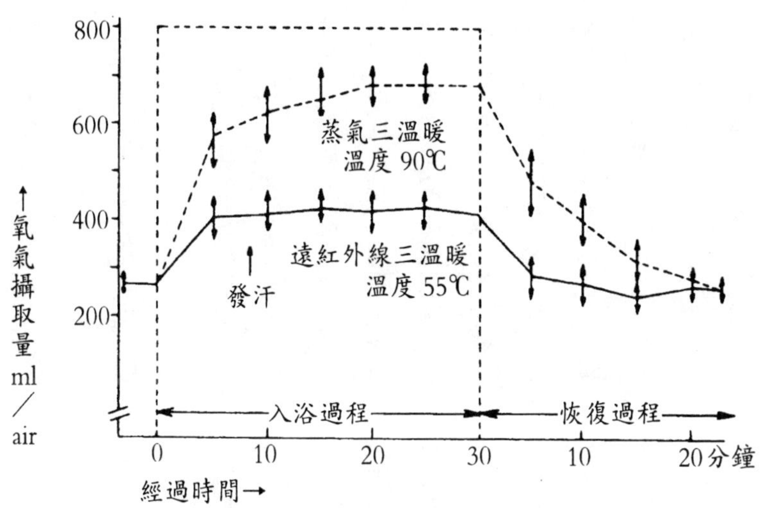

圖7　氧氣攝取量的變化

線三溫暖入浴十分鐘時，脈搏次數的變化比較。結果，遠紅外線的三溫暖，脈搏的次數增加較少，大概比一般三溫暖，每分鐘少了十～二十次。

另外，也不會像在蒸氣三溫暖中，會發生突然上升的現象。從這些方面來看，我們就可以明白，遠紅外線三溫暖，給予心臟的負擔很少。

呼吸的次數也像圖7一樣，不會像在蒸氣三溫暖中那樣的增加。而且洗澡後的恢復也比較快。因此，呼吸器官比較衰弱的人，也不會感到呼吸困難，而能

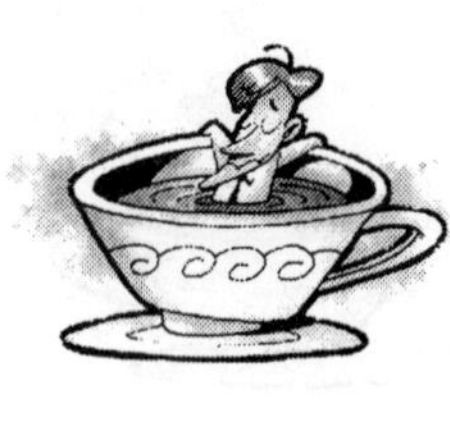

夠愉快的享受三溫暖浴。

五、全家都可以享受的遠紅外線三溫暖

三溫暖的各種效果，如果一個月只使用一次，或是每週才進去一次的入浴方式，是無法體會到的。必須平常就常常使用家庭式的三溫暖，這樣才算是積極的健康之道。

遠紅外線三溫暖，是以家庭用的交流電源來當做熱源。因此，如果使用過去的家庭用三溫暖的人，會被乾燥的空氣傷害氣道或感覺呼吸有困難的人，都可以放心的輕鬆入浴。

在三溫暖浴時，呼吸次數會顯著的提高，這是因為想要向全身的組織輸送足夠的氧的緣故。然而，在使用遠紅外線三溫暖時，入浴中也可以打開窗戶通風的，因此，呼吸不會有困難。而且從氧的攝取方面來看，非常有效果。

同時，就像前面曾經提過的，這只是在六十度而誤差為十度的溫度中

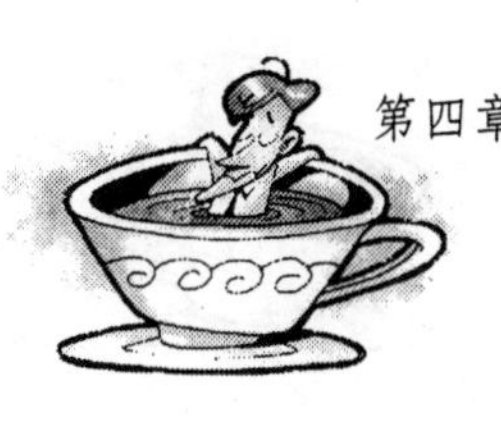

入浴，所以，心臟的負擔很輕，全家人都可以一起享受。因為是低溫，所以在電的消耗上，也是非常的經濟。

對體溫的調節能力比較弱的小孩，或是年老的人，如果是使用低溫，刺激較少的遠紅外線三溫暖時，就可以完全的安心入浴的。

另外，幼兒或兒童，抵抗污垢或細菌的能力比較弱，又容易患感冒或其他感染症。

對於這一點，若使用能使皮膚清潔的乾燥三溫暖，是最理想的衛生保健。由新陳代謝的提高而促進發育的效果，也是不可忽視的。

而且，老人對刺激的抵抗力也比較弱。因此，應該注意不要突然接受很熱的蒸氣，最好是進入低溫的三溫暖浴，是比較恰當的入浴法，入浴後，要將身上的汗擦乾，以免著涼。

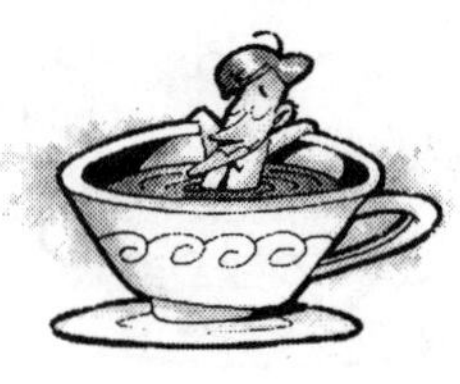

六、認識三溫暖的十種洗法

1

進入三溫暖之前，不要忘記準備大小不同的二條毛巾，以及充裕的二個小時的時間預算。還有，在進去之前，一定要先把全身潑濕，把身體洗淨。等擦乾身體之後，再進入洗三溫暖浴。

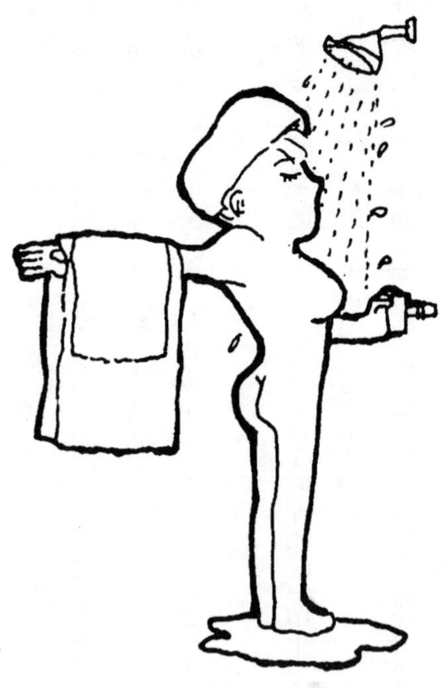

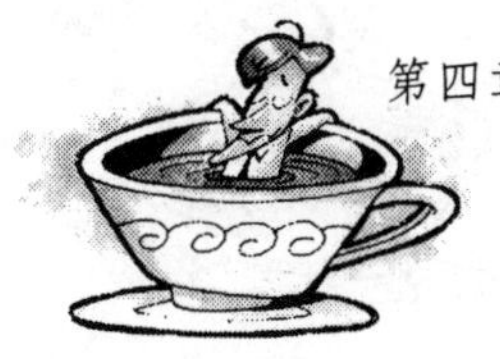

2

每一次三溫暖的過程中，以八～十二分鐘被認為是最適當的入浴時間。不論是利用砂石鐘或是計時表也好，最短是八分鐘，最長是十二分鐘。如果希望早一點流汗時，可先在浴缸浸一下，再去洗三溫暖。

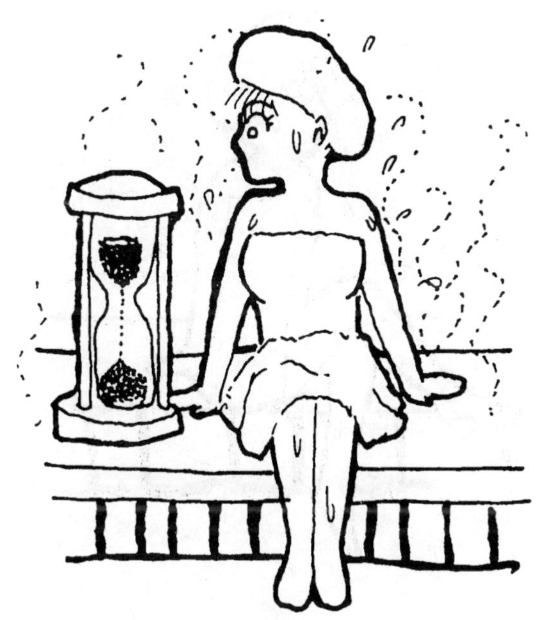

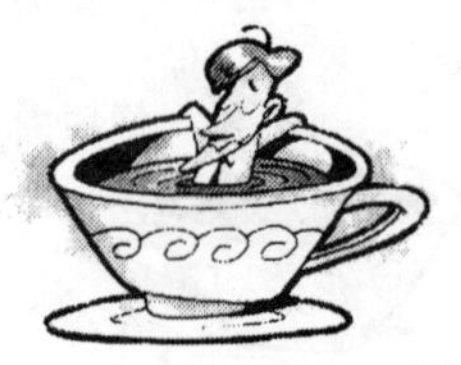

3

在三溫暖中，身心都要保持輕鬆。以輕鬆的姿勢坐著或靠著都可以，如果有充分的空閒，最好是躺下來。

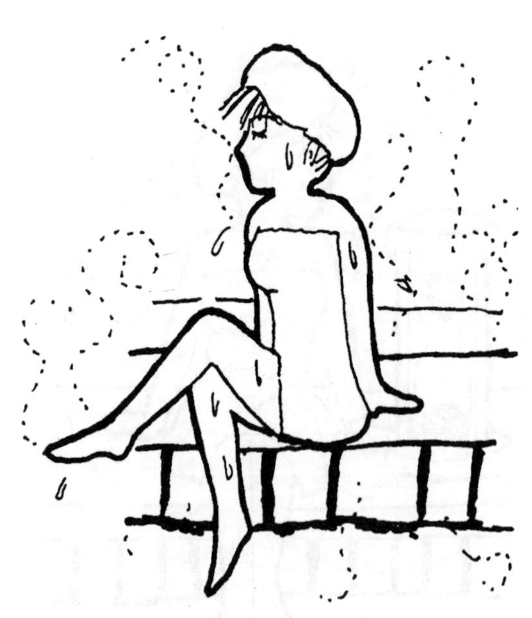

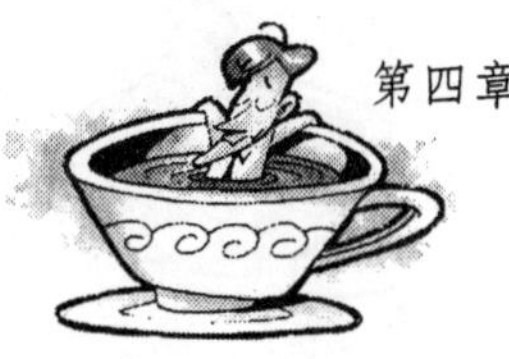

4

汗流出來時，最好能刺激一下皮膚。

可以向熱源潑水，享受蒸氣的滋潤；或是用木束、樹葉、毛巾等，來輕拍皮膚，也可以使用刷子來刷洗。總而言之，在這時候，最好儘量刺激皮膚。

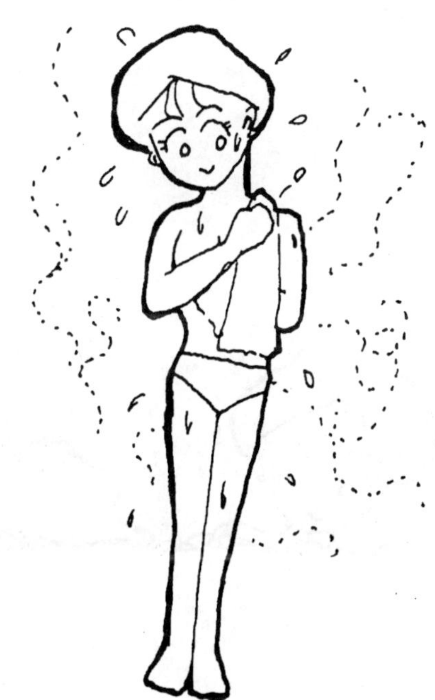

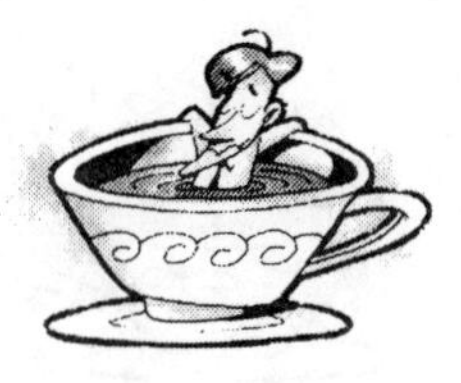

5

同時使用游泳池、冷水槽或冷水浴，效果會更好。如果對自己的健康很有自信，就可以利用水浴療法。

在游泳池中游泳，或是使用冷水浴；也可以走到三溫暖室的外面，吸收一些新鮮的空氣，並多做一些運動。

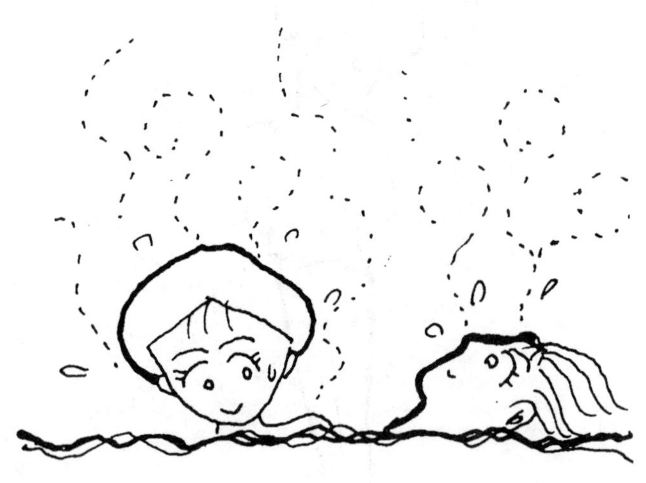

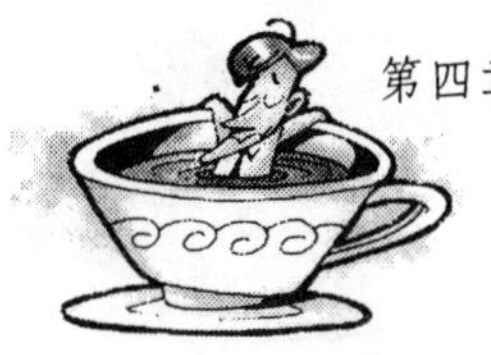

6

必須反覆的施行以冒出的蒸氣來刺激皮膚。然而，在反覆浴時，最好靜靜的坐下來，以輕鬆的姿態來對應。這時候，可能會比剛才流出更多的汗，這就是對健康很有益處的發汗過程。

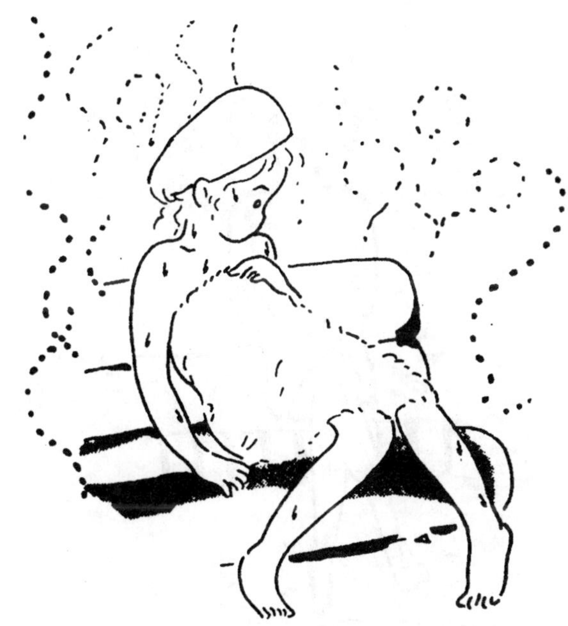

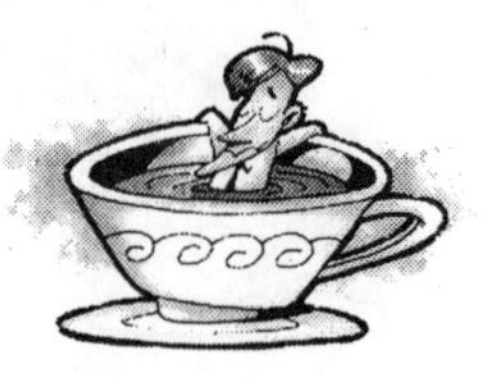

7

要離開三溫暖前的兩、三分鐘時，最好是靜靜的坐一下，儘量使汗排出。汗由下顎、手肘，以及胸部一直滴下來，等到全身都冒汗時，才是完全的三溫暖浴效果。

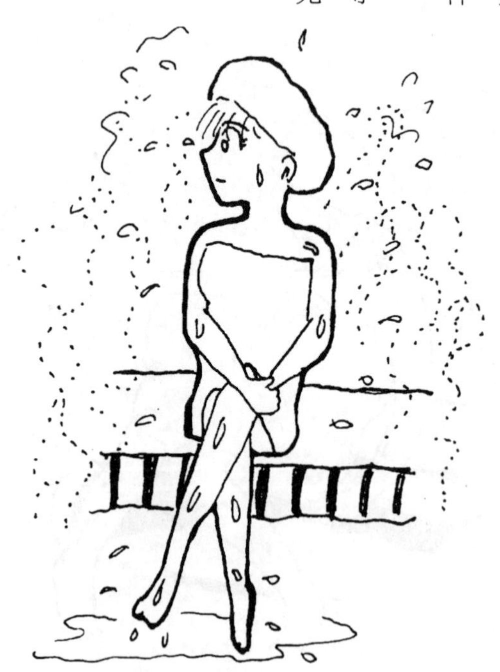

8

離開三溫暖室後，就要進行全身淋浴，以便洗去身上所有的汗。

這時候，汗要向著停下來的方向流。有關這種轉換，是很重要的。

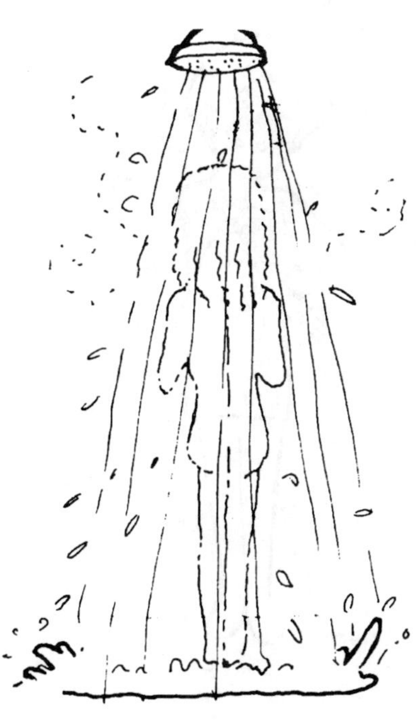

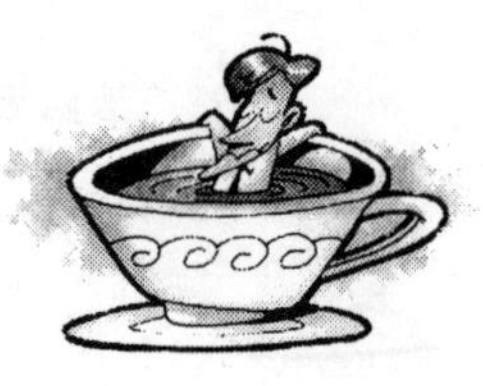

9

為了使汗停止冒出、去除全身的熱氣。應先從頭部潑水，然後再向腳部潑水，使全身冷卻後，再使用烘乾機把濕濕的身體烘乾。

一般說來，最好是先洗了冷水浴後，再烘乾身體比較好。

10 等進行完畢後，先慢慢的休息一下，然後再去接受紅外線照射，或是按摩。使全身輕鬆之後，再躺下來，也可以睡一下，或只是休息也可。

總而言之，身心都要保持安靜。這時候，最好避免飲用酒精類的飲料，不妨喝一些新鮮的果汁比較好。

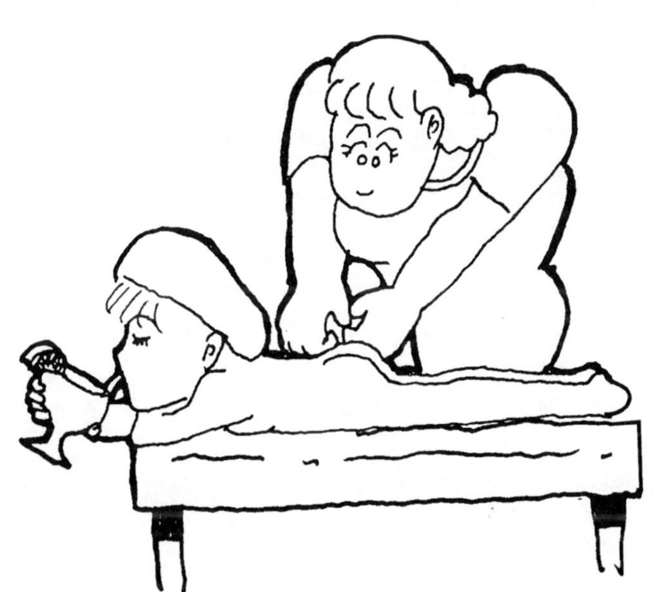

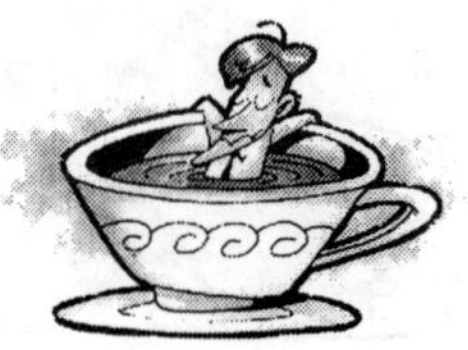

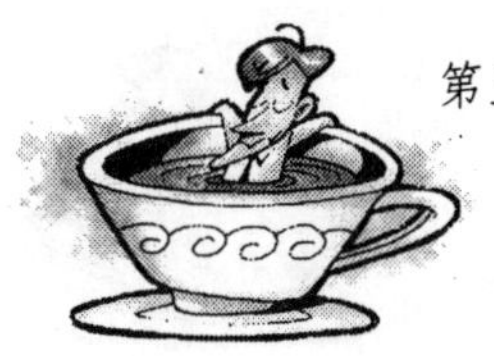

第五章
三溫暖的心理學

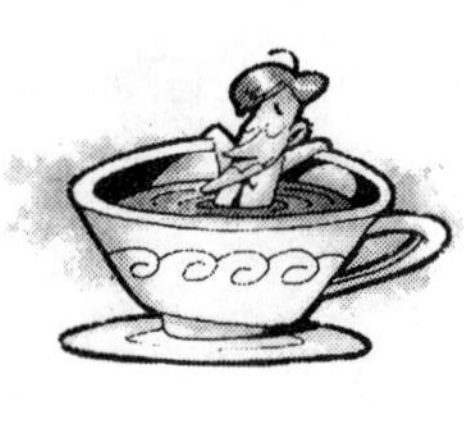

一、當一個人脫光衣服時……

芬蘭有一句名言是：「在這兒有二個聖地，那就是教會和三溫暖。」他們把三溫暖當成是神聖的淨泉的聖地。

在安靜的使用三溫暖的過程中，可以察覺出自己本身在實施中的心情變換，而對健康反應出積極的態度。三溫暖是取回「心的安寧」的最佳場所。

在三溫暖中，一般都沒有穿衣服。大體上，當一個人沒穿衣服時，可能都會像創世紀所出現的亞當和夏娃一樣，會變成不穩定的狀態，或是為了沒穿衣服，而感覺到不好意思。

另外，或是感到某些地方不對勁等。

沒穿衣服的人，會比穿上衣服的人，較少有攻擊的現象。反而在沒穿衣服時，心情會比較開放，而不會悶悶不樂的想著一些不愉快的事情。因此，在使用三溫暖時，不論是外表，甚至連內心裡，也會變得光溜溜的。

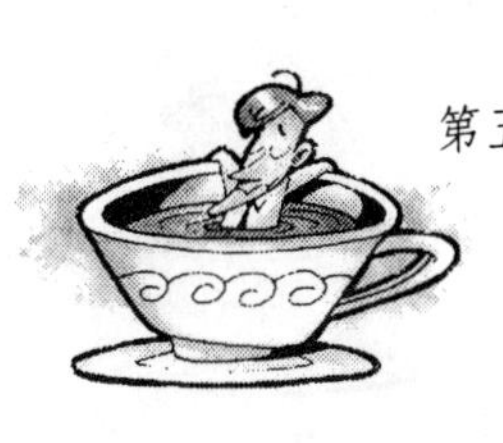

關於這一點，就是三溫暖和其他社會生活不一樣的地方。

在三溫暖室裡，所有人都脫光衣服，不認識的人，不論是肥胖或消瘦，都坐在附近。有的人正在流汗，或準備進行冷卻，或者是在休息。

在三溫暖室裡，所有人的地位完全平等。在還沒有進入更衣室之前，也許他是一個董事長，但是，等到他脫光了衣服以後，眼前所看到的人，就沒有部下和長官的區別，也沒有任何的關係了。

在他們的心中，只有一個念頭，也就是希望得到休息和健康，這就是三溫暖的魅力。

剛開始時，也許會感到不安或緊張，但是，等到看到室內不認識的人，也並沒有怎樣漂亮的身體時，心裡就篤定了些，發覺原來自己和他們都是一樣的，也就放心了許多。事實上，在三溫暖室中，本來就不需要擔心什麼，因為其他的人，也是只帶著一條毛巾的輕鬆姿態而已。

所以，只要放鬆心情，到底該怎麼進行，自然會立刻了解的。而且也可自然的和隔壁的人保持和睦。

由此可知，三溫暖是給予人們一體感的特別環境。

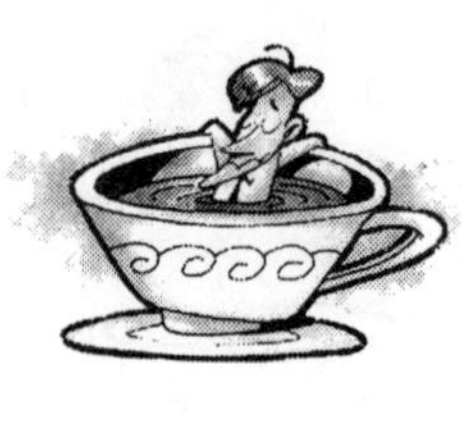

二、在公寓裡的三溫暖

這是從一位朋友那兒，所得到有關在公寓中的三溫暖之談。

一位有胖太太的朋友，為了太太的喜歡，於是，就搬到可以洗三溫暖，並有游泳池的公寓居住。她想要在這裡利用三溫暖，而造就出美麗的身材來。

剛開始的時候，夫婦二人幾乎每天都使用三溫暖。也因為她很熱衷，所以，很快就消瘦了二公斤，這使她非常的滿意。由於三溫暖使他們獲得心情的開放，因而生活的特別愉快如意。

有一天，一位鄰居對這個肥胖的太太說：「我很早就想向妳打聽一件事情了。」

鄰居接著說：「我最近才在三溫暖裡看見妳膝蓋下面的靜脈瘤，有沒有接受過治療呢？因為我也是和妳同樣的情形，本來是想去動手術的。由於穿裙子都蓋不住，只能天天穿長褲……。」

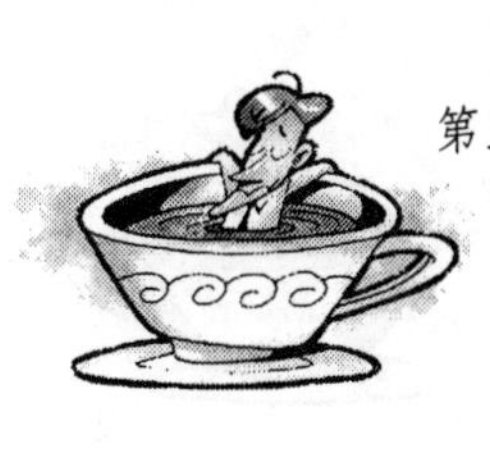

胖太太聽到鄰居這一番話，起先不肯承認，但是，後來卻發生了無法忍耐的事。

就是當她搭乘電梯到樓下時，恰巧有二位年輕女性站在那兒。她們二人都穿著長褲和襯衫，外表看起來非常迷人，是住在樓上的鄰居。

她一邊走過去，一邊和她們打招呼。然而，她卻聽到她們在背後批評她：

「她不是住在有陽台的那棟公寓的那位胖太太嗎……」

於是，自從發生了這件事之後，這位胖太太再也不去洗三溫暖，也不到游泳池去游泳了。

因為她不甘願當一位肥胖的女人，而受到年輕女孩的取笑；也不喜歡再在眾人的面前露出有靜脈瘤的腿了。

不過，她的先生的心情，和她是不一樣的。他很想再到以前常去的那家三溫暖，也可以見見老朋友。

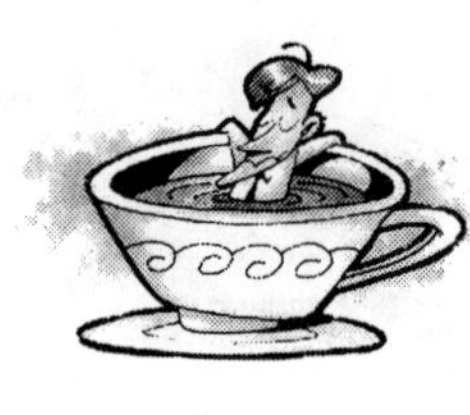

三、共同三溫暖

完全女性專用的三溫暖，往往會造成困擾的事情。因為當很多的女性聚集在一起時，雖然並不會很吵雜，但是，話題卻是很廣泛的。隨著彼此的親近，話題也會親密起來，有些甚至是不適合在三溫暖中談論的。

另一方面，如果是男女共同的三溫暖的場所時，每個人都會想要表現出自己的特點。在這兒，男性大部份會表現出比較謙遜的態度，也不會像在男性專用的三溫暖中，喝很多的飲料，而女性則比較淑女穩靜。

而且，在共同三溫暖室中，也較不會遇到不愉快的場面，或者窘迫的情形。

不論是老人、男性、女性，都會毫無困難的進去三溫暖室，而不會感到任何的為難。

在這裡順便分析一下，性和三溫暖的連帶關係。三溫暖並不會成為性的刺激劑，也不會造成反效果的。總之，三溫暖的健康氣氛，是可以趨走

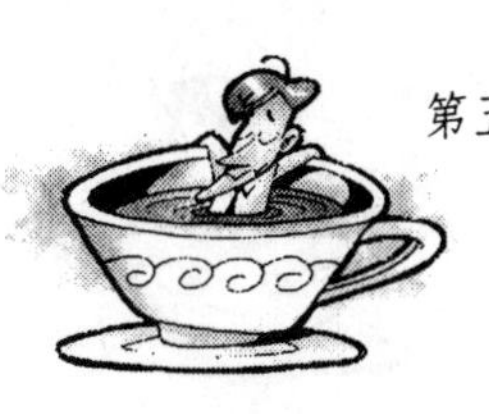

疾病，使其遠離我們的身體。

●穿著游泳衣到三溫暖

荷蘭的共同三溫暖，於此場內的人都很保守，所以，進入室內的人都沒有把衣服脫光。因為每個人的心裡的感覺，就好像在日常生活中，很不願意讓鄰居或朋友看到自己的裸體一樣。

不過，這種現象，也會隨著到了另一個地方後，就會改變的。也許自己曾經有過完全開放的經驗，所以對裸體也不會感到難受。然而，這種開放感，似乎是和荷蘭人無緣。

或許是因為市議會的規定，必須穿著游泳衣進入共同三溫暖，才准許撥給經營者補助金，和這點有關連吧！

但是，在三溫暖的過程中，如果穿著了游泳衣，當皮膚開始流汗時，體內的熱就會被阻擋，這是對健康非常不好的。因為汗不能蒸發，體內也無法冷卻，身體就會愈來愈熱，最後也許會導致虛脫的狀態。所以，在三溫暖中穿著衣服，對健康很有影響。

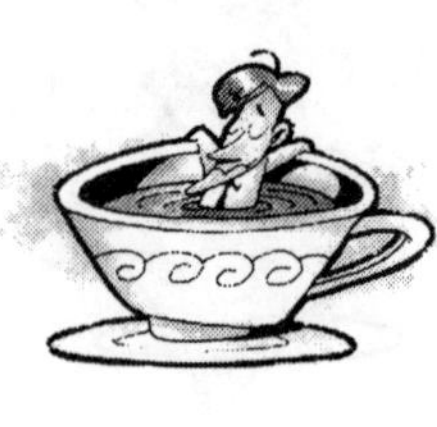

荷蘭式的三溫暖是在沐浴室裡冷卻後，立刻可以穿上衣服。因為沐浴室的四周都有遮蔽。最近，據說荷蘭人已對三溫暖有深入的理解，因此，對三溫暖的正式發展的路徑，有意要開拓了。

●共同三溫暖的優點

真正可以享受到三溫暖樂趣的，其實是在共同三溫暖中。因為在那裡不僅可以快活的聊天，而且也有相當寬敞的設備。這對患有交感神經症的人，或是經常都很忙碌的人來說，的確是個有魅力的地方。而且三溫暖對消除壓力，是很有效果的。

剛開始的時候，每一個人單獨進去後，表情都很認真，並沒有說話。脫下了衣服，就用一條毛巾圍繞在身體。接著，先摸一摸水，然後用水潑身。不一會兒，就會恢復了童心，而拍打著水了、只要到了這樣的情況，心情就已經輕鬆下來，毫無憂鬱感了。再過一會兒，就可以和周圍的人融洽的相處了。

雖然在外面才緊張的開過車，但是，只要一進去三溫暖室，就變成了

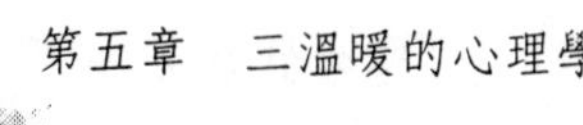

只繞了一條毛巾的裸體狀態。這就好比在享受和家人在一起團聚一樣，心情會完全的舒暢起來。

就在這樣的情況中，自然而然地，就會和其他的人談天說地了。

共同三溫暖的魅力是，一邊可以和其他的人交際，一邊又可以鍛鍊自己的身體。

四、個人三溫暖

個人的三溫暖是，如果想要隱蔽身體上的缺點，或是有明顯疾病的人，都可以使用。並且還可以單獨接受治療，這可以說是它的優點。

●擁有個人三溫暖室者的話

這幾年來，個人三溫暖突然增加的緣故，是因為喜歡個人三溫暖的人，愈來愈多而造成的。但是，熱衷於使用三溫暖的人，是不是真的都對個人的三溫暖很滿意呢？事實上似乎未必如此。

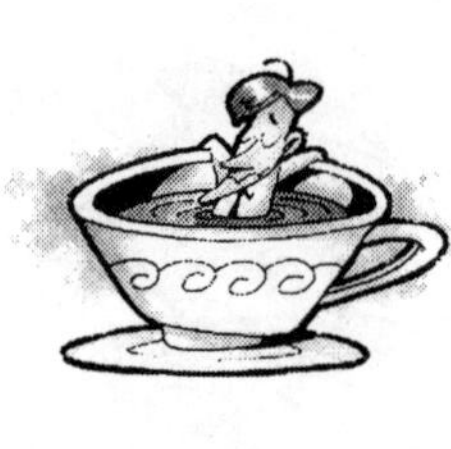

「去年我興建了一家三溫暖，外觀非常美麗，而且又很符合規格。建築的情形也很順利。」這是一位很久沒有見面的入浴客說的話。

「然而，我現在不知道如何是好！因為坐在三溫暖中的人，只有我一個。雖然擁有廣闊的空間，但是，我卻一點都不感到快樂。也許我應該訂立一些明天應該做的計畫，或是整理各種各樣的事，來消耗時間才對。可是，這些事情不斷的縈繞在我的腦中，連一個好的主意也無法構思出來。

事實上，在個人三溫暖中，我會覺得很無聊。因為還沒有獲得完全的休息，整個過程就結束了。但是，在共同三溫暖中就可以和很多人交往，也可以接受按摩。然而，有一次我叫了一個按摩師，沒想到他卻遲到了一個小時。自從那次以後，我才又再次回到這個地方的。」

●洗三溫暖會獲得比發汗更好的東西

洗三溫暖浴，可以獲得比流汗更好的東西，這是事實的。我們可以從中世紀的公共浴場的習慣來分析比較。

當時的人們，只要是吃飽了、喝足了，充滿氣氛的時候，就會有許多

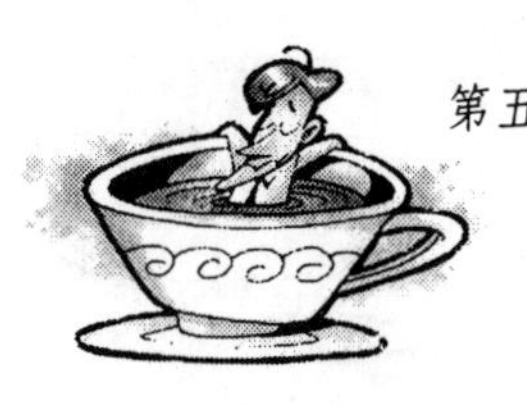

人聚集在一起入浴。或是在婚禮完畢，等到聚餐之後，招待客人入浴，也是一件很榮幸的事。或者是關於工作的協調、國家政治上的交往時，也鼓勵大家入浴，這也被認為是對人表示好意的行為。他們對於入浴的看法，就是一種表明互相友好，非常合理又健康的方式吧！

這在我們現在來說，也是一件非常有意義的事。

五、當作轉變心情的三溫暖

現在的人們，在舞會之後，或是大拜拜時，為了想要把身體的汗和渣全部洗掉，就會前往三溫暖去。像這樣配合目的來行動的方式，就是時下的流行。

然而，古時候的芬蘭人，卻是把三溫暖的地方，當成是一個虔敬的神聖地方。

「有二個神聖的地方，那就是教會和三溫暖。」這句名言，就是引述這種情況。

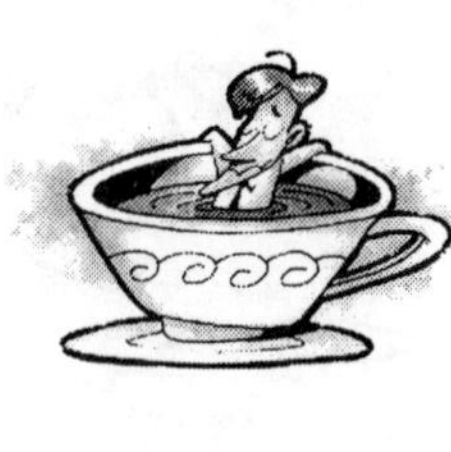

德國人對三溫暖，也是擁有這樣的想法。在三溫暖的場所裡，都保持著絕對的安靜。個人為了達到自己的目的，就會轉變心情。在這裡的三溫暖使用者，都是對健康擁有積極態度的夥伴，大家聚集在一起，是為了取回心中的一份安寧感。

●使用三溫暖的人……

定期使用三溫暖的人，對人生的想法，可以找到某一個固定的方向。一般說來，他們都熱愛著大自然、喜歡運動、能獨立思考、很重視健康的社交。

在忙碌的生活之中，如果能擁有一份安詳和寧靜的氣氛，就可以保持健康的狀態。雖然大家會有各種不同的意見，但是，這是可以協調的。只要在事前做好準備，就可以獲得積極的休息。也可以在往後的活動中，充實我們的活力，使我們朝氣蓬勃。

在使用三溫暖的時候，可以和其他的使用者作精神上的交流。但是，在這樣的場所，絕對不能有太遠大的想法，而講些令人疲倦的對話；而

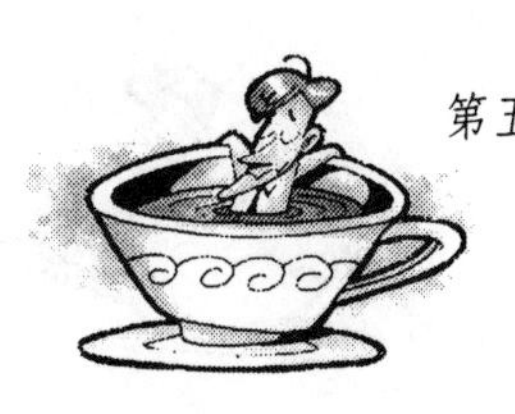

且有時候也應該有獨自沉思的機會。然而很遺憾的，好像沒有什麼人塑造出這樣的時間來。

●鍛鍊應該以快樂的心情進行

為了達到健康的目的，沒有比自己鍛鍊更有效的方法了。鍛鍊並不是偶然做做就可以的，也不是強迫出來的，而是應該配合個人的需求，以及能力方面來施行的，這才是自然的姿態。但是，也不是完全把自己封鎖起來，應該也要同時享受社交才是。因此，在三溫暖中，不要刻意的構思有決定性的創意，反而應該把一切都忘記。

也就是說，要製造出趣味來，才是最重要的。這樣一來，自然而然就會感到快樂，如此才是三溫暖最有效的使用結果。

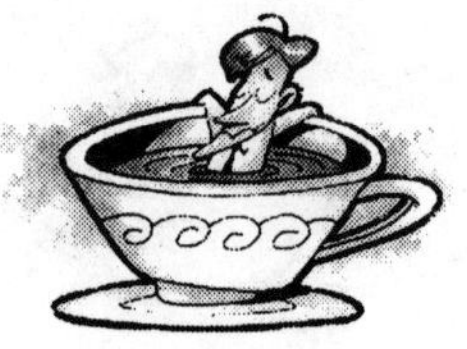

第六章 三溫暖室的造法和用法

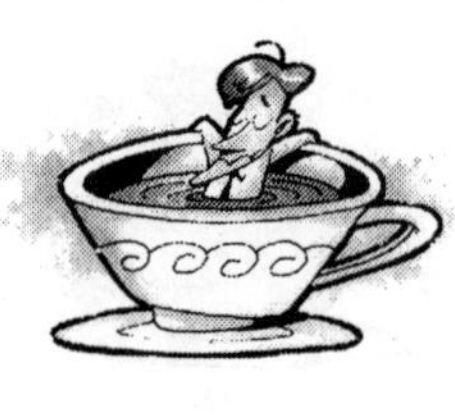

一、在自家洗三溫暖

三溫暖可以使血液的循環良好，並把氧、營養、維他命、賀爾蒙等供給全身的組織，還有排泄疲勞物質、清潔皮脂腺或汗腺、提高神經的調節作用等。

像這種可以期待效果的三溫暖，想要自己擁有一間的人，一年比一年增加。這是為了擁有自己的「三溫暖室」的指導篇。

自古以來，很多的家庭醫師常說：「流汗對健康是很有益處的。」但是，有很多人雖然想要創造健康的身體，卻對各種的活動缺乏興趣，而感到疲倦或不太想做。

當然，能夠不動會比走動更愉快，白開水也不如咖啡那麼好喝的。但是，大家冷靜的思考一下。健康的生活，是比不健康的生活更不需要花費金錢的；如果能夠擁有健康的生活，你就可以更節約了。

熱衷於使用三溫暖的許多人，他們都希望有那麼一天能夠自己擁有一

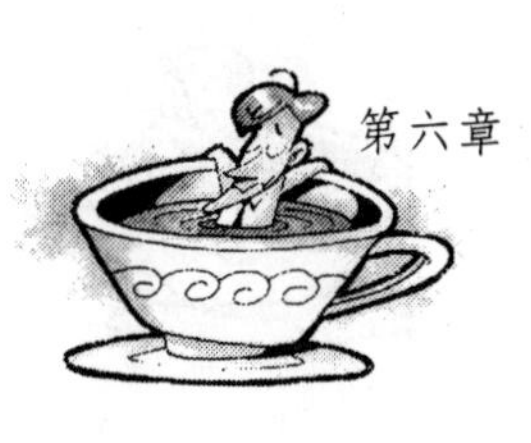

間三溫暖室。只要金錢上許可，又有適當的場所時，他們的這種想法一定會實現的。

根據目前的情勢來看，想要在自己的家裡擁有三溫暖的傾向，似乎是愈來愈大。個人擁有的三溫暖室，現在愈來愈普及。因此，我們就可以明瞭這種發展的趨勢。

想要重新建築自己的房屋的人，或是想要修建住家或個人房間的人，對自己擁有三溫暖室的決心，應該是可以很快做好決定的。然而，有些人也許現在無法擁有自己的自由空間。

但是，像芬蘭式的三溫暖的空間，應該是不難找到才是，因為它所佔的空間很小。

如果是無法做決定的人，可能是因無法達到一般性的設計，或者是因為場地過於狹窄。而且為了要安置三溫暖，還必須要延請工人才行。

因此，自己必須先考慮一下，是不是擁有這種時間，或是也有可以實現三溫暖的樂趣的方法。

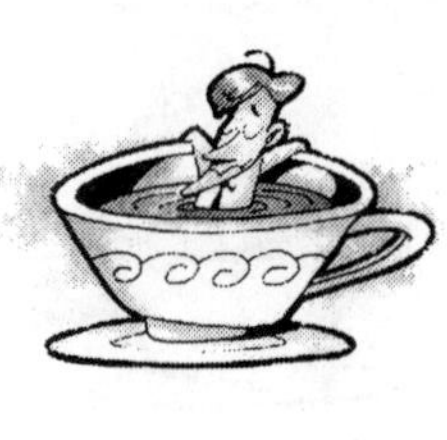

二、三溫暖是大家的

想要利用三溫暖來休息或休養時，並不是特別的型態的三溫暖就比較好，或是近代式的設備比較好。

個人的三溫暖，構造和機能都不相同，因此，當然有優點，也有缺點。然而即使是大型的公共三溫暖，也並不一定都適合於每一個人。

營業場所的三溫暖中的氣氛，是不是適合於自己的氣氛，這是一個很大的問題。除非自己覺得心情很愉快，否則根本就沒有意義了。

經常使用三溫暖浴的人，都會像一般愛喝酒的人一樣，各人都擁有固定的酒家。因此，不論是怎樣的因素，都會有自己指定的三溫暖室。

現在，街上到處都有三溫暖室，甚至在旅行中，亦可洗到三溫暖浴。然而，到底從這麼多的三溫暖室中，應該選擇那一家比較好，的確是令人迷惑的。

不過，任何人都會選擇比較清潔的三溫暖吧！但是，如果要找到適合

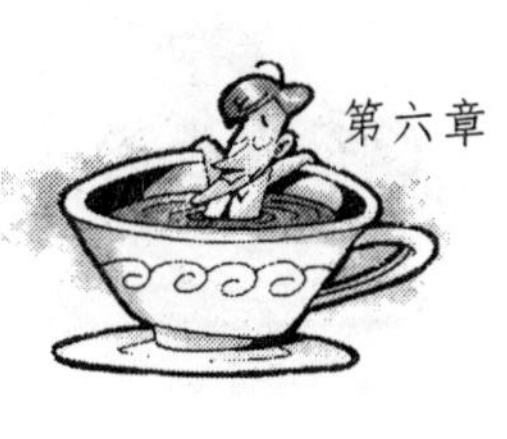

於自己的發汗治療的公共三溫暖，卻是不一定能夠尋找得到的。

三、營業用的三溫暖

營業的三溫暖，如果要選擇時，應該要挑選比較容易親近，而且又對自己有利的場所才是。此外，在建設方面也應該從醫療、交通、經濟等各個方面來考慮才好。

原則上，最好的建設場所是在隔離交通噪音的地方，或者是可以吸收到新鮮空氣的郊外比較好。

如果是設在交通方便的地點，而以少數人員來經營三溫暖時，毫無疑問的，在經濟上一定可以獲得成功。

想要供應愛好三溫暖者的所有需求時，營業用的三溫暖，不只要能夠使大家獲得保養或休息；同時，也應該使每個人能獲得醫學上的指導才好。

當然，為了保護入浴者的安全，經營者在營運方面應該要負起責任才

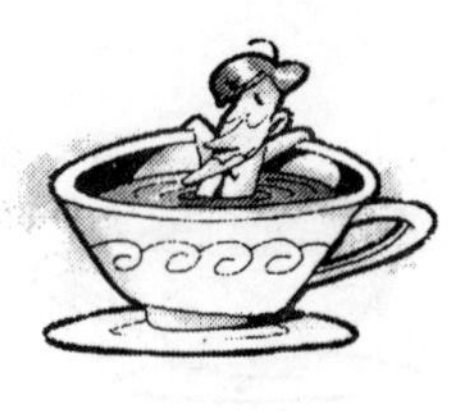

是。

四、大飯店的三溫暖

本來大飯店中的三溫暖，是為了供給住宿客的特別服務而設置的。然而，這類的設備，幾乎現在所有的大飯店，都已經擁有了。

而且連小小的歐式旅館或賓館，只要是附設了三溫暖，顧客就會增多。同時，收入也會隨著增加。由於大家都洞悉了這種現象，因此，經營者才認識了三溫暖對經營上的用處。

五、工廠裡的三溫暖

在大工廠中，都會有餐廳、沐浴室、更衣室等設備。而且在三溫暖浴非常風行的時候，工廠中設置三溫暖的情形也增加了。這不僅可以使工廠的氣氛良好，也可以提高工作的能力。因此，被認為是衛生設施中不可或

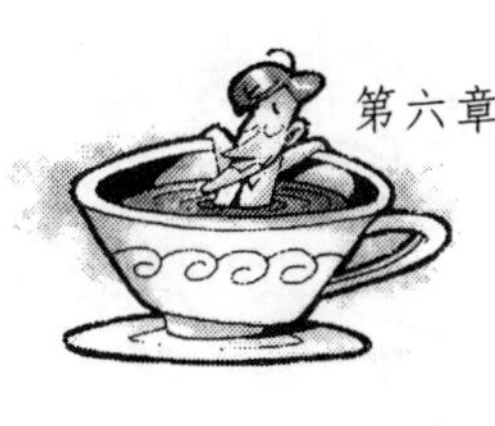

缺的一環。

芬蘭有一句教訓說：「三溫暖可以使人消除怒氣，穩定我們的情緒。」的確說得很好。

經營者創造使工作人員定期洗三溫暖浴的機會，使他們免於感冒，這對增進健康非常有益處。因此，可以獲得充分的利益。

六、公寓或新社區的三溫暖

在近代式的公寓或新社區中，以家庭為單位，建築男女之別的公共三溫暖，對一般的家庭或建築業者來說，是一種非常經濟的措施。

因為現在關於居住的這個問題，一般人所要求的水準愈來愈高。如果能夠在建築物中，配合公共的空間，來建築公共的三溫暖，這將是一項很聰明的舉動。

況且這個成本，如果是從總建築費中計算時，對個人或所有的居住者來說，也不算是很大的負擔。

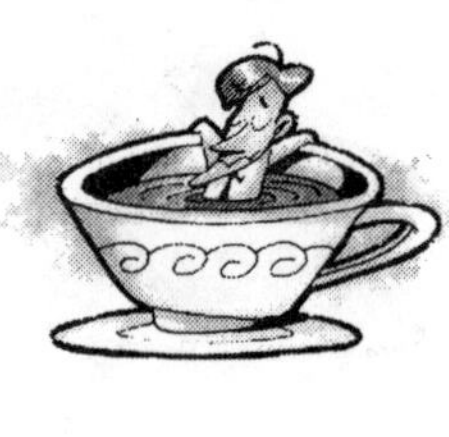

七、家庭式三溫暖的原則

愛好三溫暖的人，雖然不是一切都為健康而使用，但是，在還沒有擁有自己的三溫暖以前，就已經了解：如果沒有健康，一切的事都會變成白費了。

以健康為目的的經營用三溫暖，是可以使大家獲得經營者所提供的各方面的照顧的。例如，每一個三溫暖過程中，都供給有陽光設備的按摩；同時，只要使用三溫暖的人變成專家時，就會重視這種營業三溫暖的服務態度。而且，對「公共場所」的各種事項，都會很有經驗。

但是，這並不是說受到了這樣的照顧後，三溫暖的醫學效果就會隨著顯現出來。因此，很多的三溫暖的愛用者，才會想要建築自己心目中的三溫暖。

個人式三溫暖，並不需要花費特別的高價。其實，不必要花費太多的費用，只要借助專家們的力量，裝置一些簡單的設備就可以了。畢竟，只

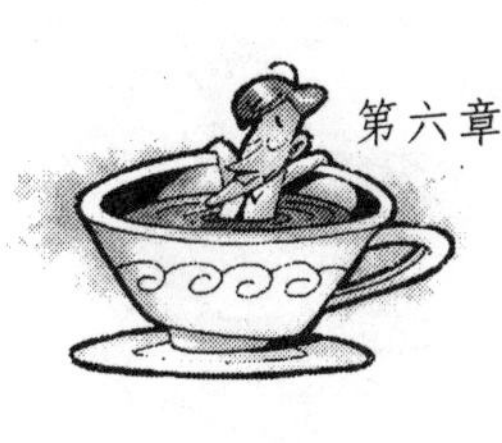

要能夠合乎三溫暖的原理，就能夠充分的達到目的了。

現在，由於很多的廠商所生產出來的三溫暖，都是屬於預鑄型的，這恰好很適合於簡單又便宜的三溫暖愛好者的要求；而且，這種型態是屬於一塊一塊併組的，因此，自己也可以安裝。

下面所要說明的，就是打算請專家到家裡來，或是在自己組合以前，任何人都應該了解的三溫暖設備的有關事項。

八、各式各樣的三溫暖型態

現在組合用的標準型式，因為各個廠商的提供品種類的差異，而有其個別規格。由於有各種各樣的形式，凡是愛好三溫暖的人，都可以從這些廠商的提供品中，考慮一下自己家中的空間與預計費用，然後再請他們送適合的型態來。

從型態方面的基準，可以分為下面三種類型。

（1）標準型的塊狀併合式三溫暖室。

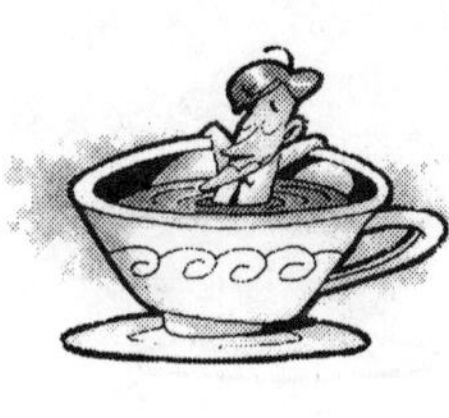

（2）配合場所的三溫暖室。

（3）放置在庭院中的芬蘭型塊狀併合三溫暖室。

九、各型態的特點

●大量生產的標準客艙

標準客艙是廠商使用標準的零件，大量生產出來的，因此，價格比較便宜。各種零件（牆壁、天花板、門、長椅等），都可以依照個人所希望的長度、寬度來購買。

這種客艙的寬度和深度，是依照建築的空間，而有許多的型式，只有高度是規定在二～二・一公尺。

●自己拼裝的小型客艙

最近響應三溫暖的風潮，很多公司都提供個人可以自己拼裝的小型客

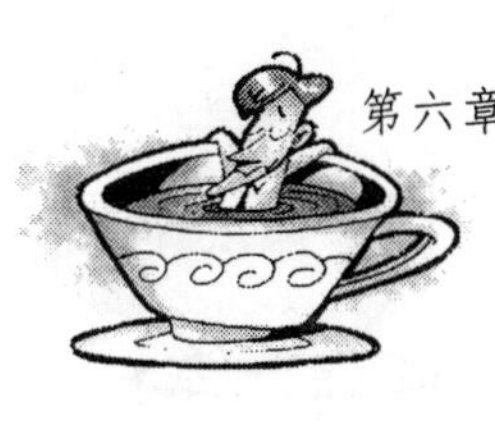

艙專用的零件，而且每一組都附有詳細且易懂的說明會。內容有按照號碼編排的零件一覽表，同時，又有設計圖。因此，對每個家庭在組合的進行上，會感到簡單又方便。

這種類型的客艙，有一．五公尺深、二公尺寬的，或是二公尺深、二公尺寬等二種。可以單獨組合，也可以固定在牆壁上來組合。

依照現在的市價，大約在四、五萬元左右。然而，這個價錢並沒有包括三溫暖的開關，或其他的內部零件。

有的可以容納二個人躺下來，而三、四個人坐著的寬度；有的則可以容納三個人躺下來，或五、六個人坐著使用的寬度等。

這種組合式的客艙，只需要鐵槌和螺絲起子，任何人都可以拼裝的。如果有人想要隨意改造，這是需要專門的知識，不要任意變動。

要購買時，最好先衡量自己居住空間的情況，然後向各家廠商索取目錄，再從其中來選擇最適合自己的型態。

●庭院式的三溫暖客艙

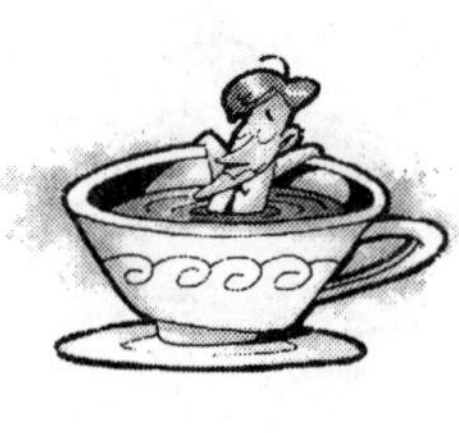

也有一種是在庭院組合的客艙型態。在這情況中，當然就需要防風擋雨的裝備，因此，附有外簷，其他也有水電的配管；為了建築在牢固的地基上，也需要中間的基礎和屋頂等的配合。

如果打算在自己住家的庭院建築這種規格的客艙時，事前必須要向政府申請許可。

●訂製式三溫暖屋

配合土地空間的情況，經過測量後所訂製的客艙，是由手工所製造的，所以價格比標準客艙貴。

接受訂貨的廠商的工作人員，在組合時，應該要仔細的安排通過地下室的配管和屋頂的斜度，以及排水溝的斜度。有些建築上的零件，若有需要且能適用於自己訂製的房屋，可以使用規格品。

這種型態的三溫暖屋，為了不使成本過高，最好儘量考慮使用規格品的東西。

有些住宅的情況比較特殊，無法使用標準的三溫暖型態，而不得不選

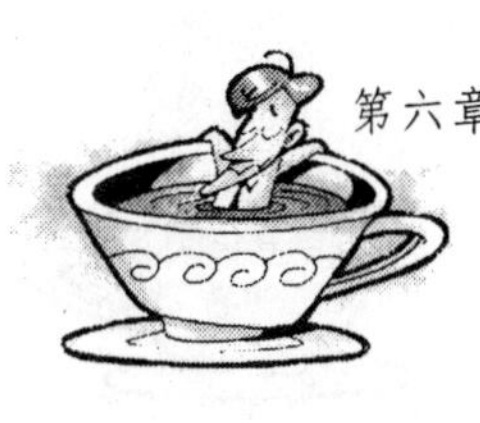

擇這種三溫暖的方式。然而，這種客艙不管是怎樣的構造，其價格都比任何型態的三溫暖至高。

●戶外的塊狀組合式三溫暖屋

建築在庭院的芬蘭型的訂製塊狀組合式三溫暖，必須要有充足的建築場地和金錢，如此就可以享受到氣氛最好的三溫暖。

當然，如果從三溫暖屋可以和森林或湖水連接。那麼，在森林中隨意地散步，或在湖中游泳後，再進入三溫暖時，就是最理想的過程了。

然而，遺憾的是，一般在都市或市郊，有可以建築塊狀組合式的客艙的寬敞庭院的住家，實在很稀少。

有關這種芬蘭式的模型，有很多的三溫暖廠商，或是經銷公司，現在都在積極的販賣中。

在芬蘭的地方，不論是多麼小的農家，都會在自己的庭院中設置塊狀組合式的三溫暖屋。芬蘭是除了酒、茶、三溫暖外，就沒有其他特別重視的娛樂。

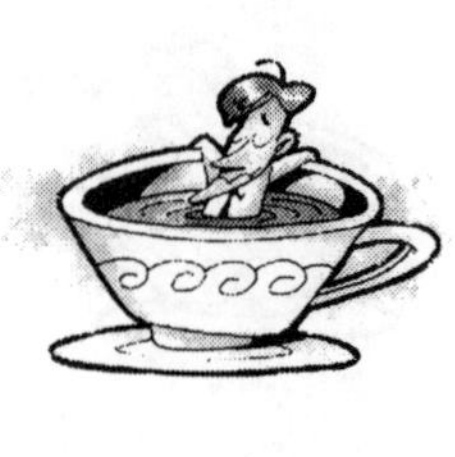

因此，如果你很喜歡牆壁塗有松脂的鄉村格調的建築，而且又不討厭樑上的裂紋時，不妨在戶外享受這種型式的三溫暖。這是個人三溫暖中，最令人愉快的一種。

塊狀組合的這種構造，必須要建築在水泥的基礎上。然而，如果規模超過一定的標準時，就必須獲得政府的許可。因此，事先應該周密的計畫一下。

十、三溫暖的設置場所

如果打算新建時，最好在地下室先挪出一個房間。而且在組合三溫暖之前，最好能留下一間可以當作小倉庫的房間，這是用來當預備室的，最後才將其設置在浴室的隔壁。

為了以後的三溫暖的建築，能夠預備一個房間，這才是有先見之明的建築家。

同時，至少要設置一個以上可用來攝取新鮮空氣的窗戶。而且在這個

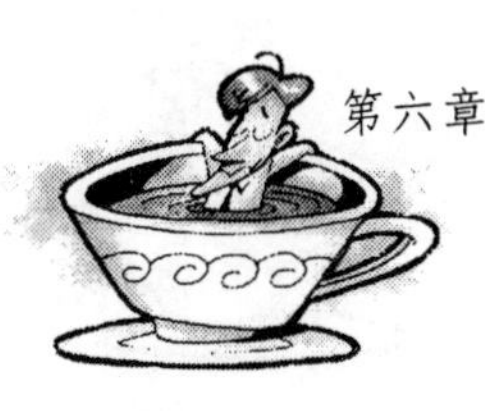

房間裡，如果能再裝置一個可以直接走到戶外的門，那就更方便了。

如果本來就擁有地下室或閣樓等充分空間的房屋時，以後想要再增加三溫暖，就非常的理想了。

其他像洗衣場，或現在已經不使用而擺著煤炭的地下室，以及小倉庫等，都是可以考慮的地方；還有，馬房的一個角落也可以。總而言之，三溫暖的客艙，可以設置在同一個屋頂下，或是隔壁的建築物中也可以。

設置三溫暖的場所，如果能在旁邊建築一間浴室時，使用起來會更方便。然而，這也不是絕對必須的，因為如果是在家中，可以在浴室中洗澡和冷卻。

十一、建築三溫暖的要點

從三溫暖廠商所販賣的各式各樣的型態中，使用者可以選擇適合於自己的三溫暖。而在延請專家來設置之前，一定要注意下面的幾件事：

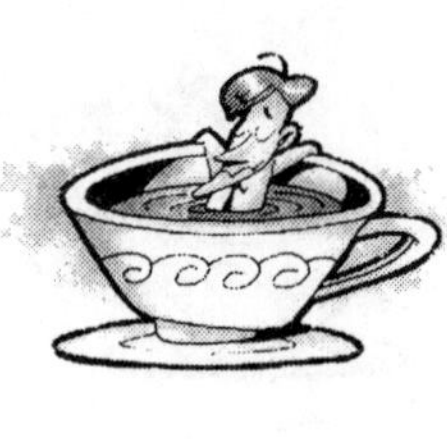

●注意要能夠適合成人躺下來使用

計畫三溫暖的空間時，應該要考慮不要過於狹窄。個人三溫暖的設置原則是，至少要達到一個人能夠躺下來的程度。也就是說，事先要考慮一下，到底會有多少人來使用這個三溫暖的空間。

必須要計畫能夠充分的冷卻。但是，也不必因此就必須準備到像公共三溫暖一般的空間。

其實，只要能夠安置這種移動式的灌水器，或是佔地比較寬的輪機噴射式發動機就可以了。此外，如果再加上潛水槽的設備，就會更有效果。因為水溫比較低的潛水槽，是可以使冷卻的效果達到更完美的地步。

●注意要能夠呼吸新鮮的空氣……

關於呼吸新鮮的空氣這一點，應該要特別的注意。和戶外相連的三溫暖室，應該設置一道門，就可以直接由室內走到戶外去呼吸新鮮的空氣。

另外，由於三溫暖浴本來就需要脫光衣服的，因此，也要考慮到防範

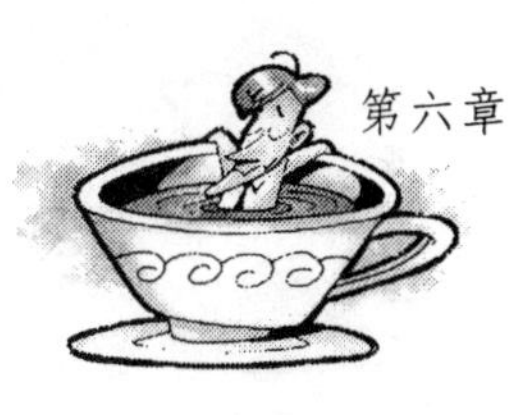

外界好奇的眼光。

萬一無法設置出口時，也應該設置一個可以呼吸到新鮮空氣的設備。

●休息的地方

特別的休息室的設置，在個人的三溫暖中，應該是不太需要的。因為如果在同一個家裡，也可以利用寢室來休息的。

不過，在每一個三溫暖的過程之間，也應該考慮一個可以坐在三溫暖客艙前面的地方。能夠有這樣的設計，使用三溫暖會更方便。

●更衣室和廁所……

三溫暖使用者的更衣室、廁所等，也應該考慮到最好不要設置在離客艙太遠的地方。

●想要能夠快樂度過時……

從客艙到其他附屬的房間為止的一切設備，最好能夠使用到一小時半

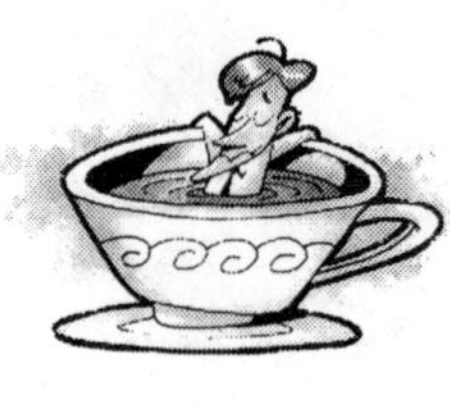

到二小時半的三溫暖浴，這樣就能使使用者獲得快樂的時光。

另外，也要設計可以成為休息的地方才好。

●如何保護三溫暖……

三溫暖的設備，一定要好好的保護，最好不要讓淋浴的水噴進來。因此，必須在淋浴處和客艙之間，設置一個隔間用的牆壁比較好。

●地面的材料……

三溫暖內部的地面，最好儘量是平面。這樣在清除的時候，比較方便。

使用的材料，最好是地磚、磚塊、鋼筋水泥、水泥等。如果是採用木材，不僅清除時很麻煩，而且從衛生方面來看，也不能算是非常恰當。至於在人們通過的地方，則可以使用合成樹脂的墊子。

●電氣設備……

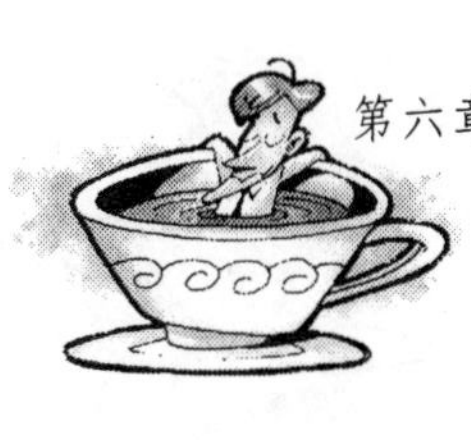

電氣工人在進行工程時，必須要注意控制盤的設置位置。最好是選擇三溫暖客艙內部獨立式的牆，或是客艙外側，水份不會沾到的乾燥地方。關於溫度計、天線，以及防止漏電的開關，應該衡量當地的情形，或是那一個國家的規格來裝置才好。

●門的開口部……

三溫暖室的門，應該要注意經常能夠朝向外面打開，尺寸最好是一九五×七十公分。

這是為了安全，所以，一定要遵守才行。

門鎖應該要選擇能夠關得很緊，同時又安全可靠的東西。而且必須方便到只要從內部一按，就可以打開的情況。

這不但是顧慮一旦有危險的需要；同時也是因為對於不習慣於三溫暖的人，通常在第一次的蒸氣浴完畢後，就會立刻想要走到冷冷的外面透透氣的緣故。

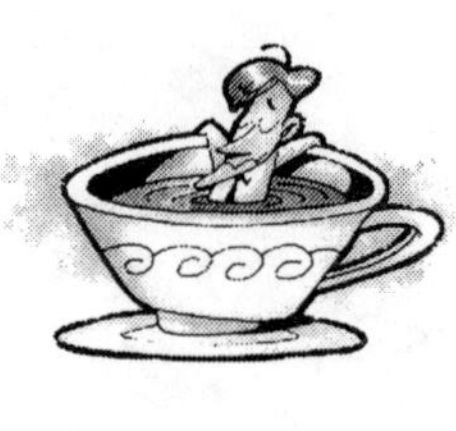

●長椅……

三溫暖室中，可以坐也可以躺的長椅，一般都有三個階段。只有在規模很大的三溫暖中，才能被安排為四段。

上面的兩段長椅，是可以躺下來的，必須要有五十五～六十五公分的寬度。下一段是只用來坐，或者是當作往上段走的踏台使用而已。因此，只需要四十公分的寬度。

三溫暖室的內部空氣，要注意不要被任何東西擋住，必須要能夠循環流動。長條椅上的木板的間隔，也應該慎重的考慮一下。

提供躺下來使用的長條椅，當然也可以放上休息用的台。但是，為了考慮清掃的方便，最好使用可以取下來的組合式比較理想。

同時，不論是多麼小的東西，也應該考慮躺下來時，金屬不會碰到皮膚。譬如長條椅上的螺絲釘，應該是從下面往上釘。其他有螺絲釘的東西，應該注意釘深一點。

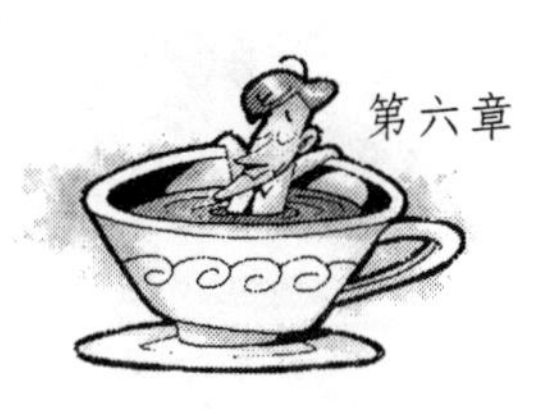

●三溫暖的點火器……

三溫暖室中，最重要的部份，當然是三溫暖的點火器。現在的廠商，對三溫暖客艙，或庭院式的大型三溫暖，都預備了煤炭、石油瓦斯，或者是電氣加熱式的三溫暖的點火器。

近代式的電氣點火器，當然無法和芬蘭使用的石頭砌成的冒煙三溫暖的舊式點火器相比。但是，我們現在所使用的三溫暖，大部份都是使用電氣點火器。

電氣點火器，比較適合於家庭式的個人三溫暖的原因，大致有下面的幾項：

首先，它不需要空間，也不需要煙囪，也不會有燃燒瓦斯冒出來。在調節使用上，既簡單又安全。

電氣點火器的構造是：內部有鎳鉻合金的加熱桿，可以加熱於點火器上面的補助箱的注水石。點火器是被雙重的遮蓋著，由保護的箱子來和三溫暖室隔開。

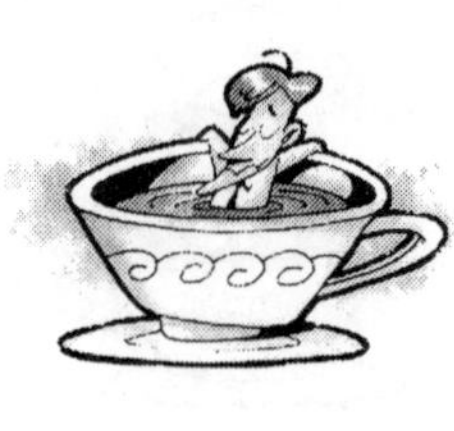

●調溫裝置……

調溫的裝置，是由溫度的傳導器來控制客艙內的溫度。一般而言，都需要調節到一一〇度的最高溫度才行。

像這種控制裝置，通常都是裝設在三溫暖門的旁邊，上面附有客艙的照明和點火器的開關。

照明的設備，是在燈泡上面，用不透明玻璃或木板蓋住，使燈光不會過份的明亮。另外，也可以使用控制燈。

為了安全起見，也可以設置會發出聲音的計時表。

●窗

三溫暖室，本來是不需要窗戶的。如果要裝置複合的窗，不如為了通風而裝置可開閉的特製的遮蓋式的窗，這樣使用起來也比較方便。

外窗的邊緣，多半應該設置在最上段的三溫暖長椅的高度，而且至少要高出五公分以上。也就是說，需要一·一公尺的高度。

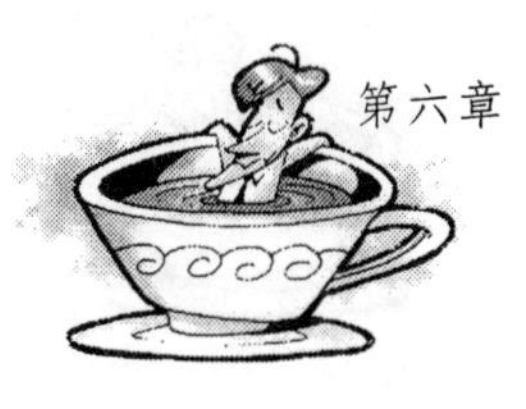

另外，窗的位置最好距離天花板的上端二十公分，從客艙的角度算來，大概要離開二十公分比較理想。

●可以使皮膚變成小麥顏色的陽光設備

能夠在自己的三溫暖設備上，運用更多費用的人，不妨考慮裝設陽光的設備（紫外線和紅外線的照射設備）。

這最好是設置在休息室或可以利用到三溫暖餘熱的另一個房間中。入浴之後，只要躺著，經過大約十五分鐘之後，皮膚就會變成小麥色的皮膚，就好像渡假回來一樣。

這種陽光的設備，是使紫外線不斷的照射在裸體上。但是，若使用的時間過長，有時會有灼傷的危險，這是必須要注意的要點。

●裝置在新建的家時……

打算在新建的房屋中裝置三溫暖時，應該在搬進去生活一段時間後，再設置比較好。這樣一來，木材比較不會吸收濕氣，可以防止木材受到傷

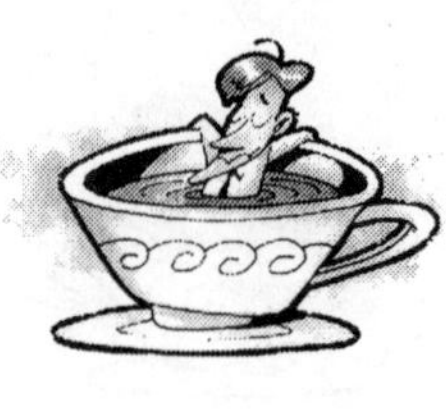

害。

至於，如果有任何不了解的事情時，最好去請教專家們，詢問各項注意事項。

十二、自己所製造的三溫暖

●為什麼三溫暖必須用木材材料

【主要的材料都是木材】

如果想要真正的體會到三溫暖的舒適，三溫暖客艙內的裝潢，最好是使用木材。因為木材受到加熱後，可以吸收熱氣。等到洗三溫暖浴時，又可以再次的放射出來。

還有，洗三溫暖浴時，木材可以在很短的時間中，吸收所產生出來的濕氣。

三溫暖內部的濕氣，在大約九十度的溫度中，大概會有十%以下。因

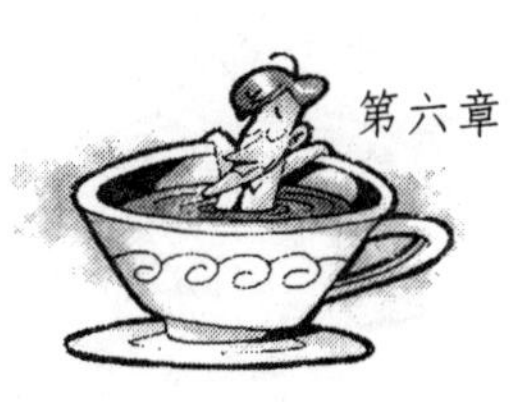

此，如果能夠保持在五％～八％時，就是最好的狀況了。

此外，也不必擔心被灼傷，且可以直接接觸，這是其他的材料無法代替的，也就是木材的優點。用來坐或躺下來的長椅的使用材料，最好是採取熱傳導力比較低的。

●木材中那一種最適合呢？

【柳木、橙木、長青木比較適合】

北歐各國在很久以來，就已經開始使用三溫暖，這一點是大家都知道的事。

這些地方所使用的材料，大部份是柳木或當地生長的橙木。挪威出產的橙木，樹幹很大，又很堅實，而且樹裡又含有樹脂，因此，會發出獨特的香氣，非常適合。

然而，依照經驗來分析，生長在加拿大或北美洲的長青木，似乎是最適合於三溫暖的材料。這種木材完全沒有樹脂或節，木質很細緻，而且樹幹也很粗。因此，材料可以集取到最大的限度，不會有不必要的浪費。

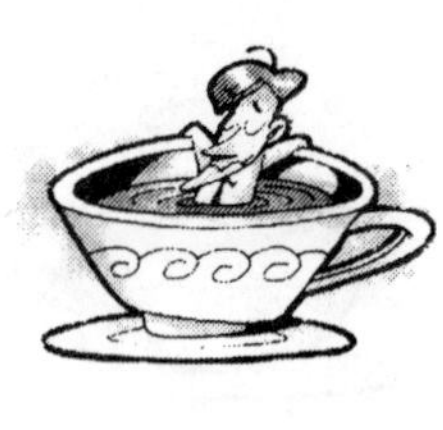

這種樹木，由於木中心是向下垂直，因此，切割時必須從水平方向，這是它的特點。就是因為有這樣的特性，所以，不管溫度的變化多麼大，三溫暖內部的裝潢，也不會有龜裂的現象。

然而，長青木是不像其他的材料一樣含有獨特的香氣。如果要使用這種材料來製造客艙時，應該要注意通風與否。

不論是使用那一類的木材，最好是選擇較好的質料比較理想。

●三溫暖各部分的構造

【三溫暖客艙是由那幾個部份構成的】

是由下面的幾種零件構成的：

- 連接部份是使用塗過膠漆的框。
- 以木材裝潢。
- 擋住蒸氣（鋁板）。
- 絕緣材（礦物纖維）。
- 外面用的貼板（外表看起來很美麗的木材貼板，或是使用耐水膠漆

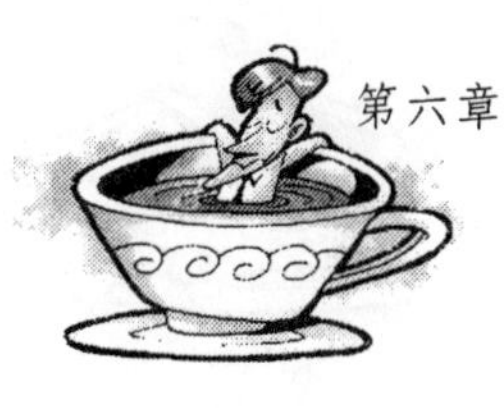

的金屬板）。

【需要過熱的控制裝置】

三溫暖必須要裝置過熱控制器比較好。而且要注意起火器的熱效率，是不是很適合於客艙容量，這一點很重要。點火器設計很好時，雖然放射熱比較少，但是，放出來的電流熱卻非常的多。

瑞典國有規定，必須防止點火器本身過熱。因此，大家都在點火器上設置控制開關，如果一旦過度高熱時，電源就會自動停止。

室內的溫度，是事先調整好控制的裝置，使其維持在一定的高溫。只要到達規定的溫度時，控制裝置就會降低點火器的加熱能力約三分之一，使溫度保持一定。

還有，最好也能裝置安全計時表。如果裝設了安全計時表，當你洗了一小時半～二小時的三溫暖浴，而忘記切斷開關的時候，也不必擔心三溫暖還一直保持點火的狀態，因此，可以避免危險。

●三溫暖客艙內的危險溫度是多少度？

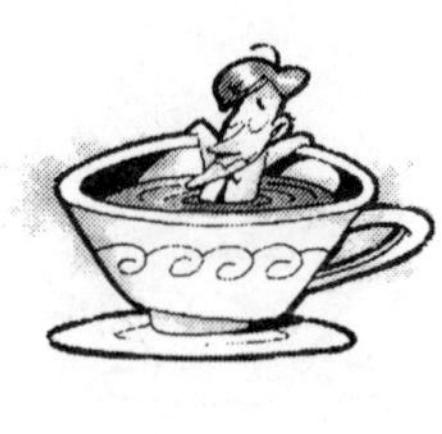

三溫暖的聯盟，曾經委託慕尼黑大學的木材技術研究所，來研究最大極限的三溫暖的溫度。結果發現，不管是什麼設備或型態的三溫暖，都沒有適用的一定溫度。因為溫度的極限，會因木材的種類、表面、樹枝的含量等因素，而有不同的變化。

固體的燃燒溫度，每種物質都不相同。而且和其密度和熱傳導力、表面積和容量比以及由周圍流入的空氣和反射等，都會有關係。同時，電器加熱的設備也會對極限的溫度有所影響。

客艙內部的最高溫度，現在大部份的三溫暖設備，都可以使用加熱裝置來調節。也就是說，不論是客艙內的那一個地方，都可利用加熱裝置來維持，不使最高的溫度超過一二〇度～一六〇度的溫度。

除了溫度調整器和限幅器（兩者都附有個別的控制保護裝置），其他還設有安全計時表。這樣一來，就可以把三溫暖發生火警的機率，減低至最小的比率。

●危險時，能從內側立刻打開門鎖

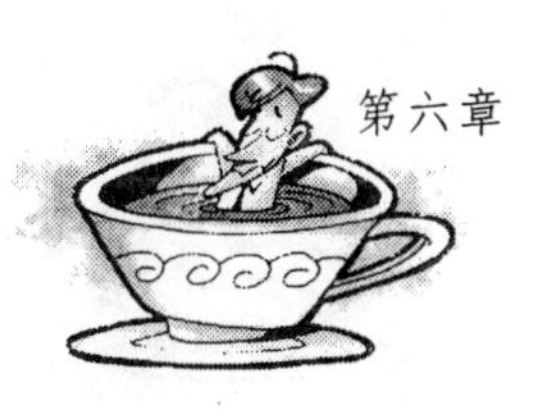

【有四種型態的門鎖】

三溫暖所使用的門鎖，如果是卡得太緊也不合適。因為，當火災發生的時候，或其他危險的狀態產生時，有時會造成恐怖的現象。

現在有下面四種型態，這在市面上都可以買到。

【油壓式鎖】

首先，我們先來介紹油壓式的開閉型。這是在門的外側，裝有鎖臂。當門鎖起來時，橡膠捲就會卡在門框上面的托架。然後，由內側打開時，鎖臂會從門框的托架向外跳出。

使用油壓裝置來打開門時，可以保持開著的狀態，門不會突然的關閉起來。因此，門的開關可以順利的進行。

【塑膠製的捲鎖】

塑膠製的捲鎖，是裝置在門框隔壁的三溫暖室的外壁。三溫暖室的門，是被彈簧支撐的，因此，被關上時塑膠製的捲鎖，就會恢復到三溫暖室的壁面。

這種型態的鎖，也有不是用拖式的，而是使用塑膠製的扣式。這種門

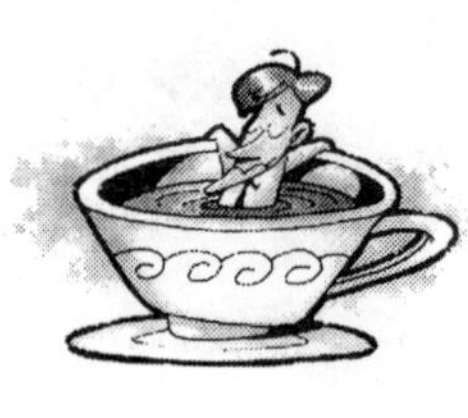

的把手，是鉤形的，當門被關上時，會自動的滑進扣的部份的後面。

【附有迴轉桿的伸長型的鎖】

也就是指附有迴轉桿的伸縮式的鎖。

把裝置在門上的桿，在關門的時候撥到上方去。這時候桿就會一面伸出，一面把門拖進裝有鐵柱的支架的框內。於是，門就會輕輕的開關。

要進去三溫暖室的人，必須以普通以上的力量來撥轉桿（這是很常見的），然後，再把它恢復原狀。因此，站在外面的人，就需要使用更大的力量來拉桿或開桿。

【附有圓盤的彈簧手】

最後的一種，就是附有圓盤的彈簧手。

關門時，彈簧會把圓盤，由門壓進鐵柱的支架內。鐵柱的支架，就會和金屬板一起擠入彎下來的邊緣。但是，有時候這種東西會在鐵板上留下刻紋，或是被鐵板造成裂紋，這是其中的缺點。

一般說來，其實每一種鎖都是相同的。但是，如果是要裝置在三溫暖室時，不論是請工人來裝，或是自己裝，都必須要親自檢查一下。尤其，

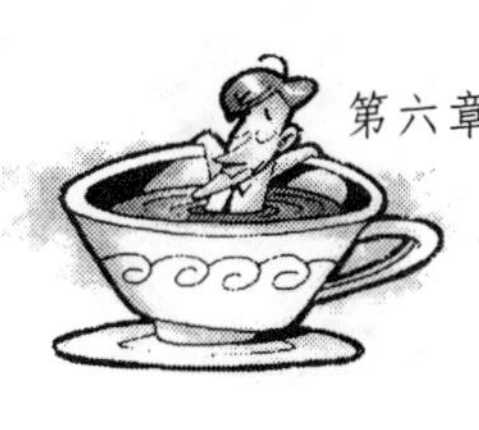

千萬不要使用以鑰匙來開門式的鎖才是。

相信不久的將來，就會有人製造一種，不用鑰匙時，也可以使門緊緊的固定在門框上的東西的（就好像冰箱所使用的磁鐵式的門）。

●在三溫暖裡，到底要使用怎樣的備品

三溫暖所使用的備品，原則上是由使用者按照自己的希望來決定的。不過，一般來說，大部份是溫度計、砂石鐘和頂蓋，以及水桶和勺子（二者最好是木製品）等必需品。

當然，在客艙內也是需要照明設備的。

●到底需要多少的加熱費和維護費？

三溫暖的運轉成本，比一般預估的更便宜。只需要一、二包香煙的費用，全家人就可以慢慢的享受家庭式的三溫暖浴，非常的經濟。而且如果三溫暖的隔熱設備十分良好時，用電量也會減少的。同時，因為三溫暖點火器的完全加溫所需要的加熱時間，大概只要花費四十五～六十分鐘就可

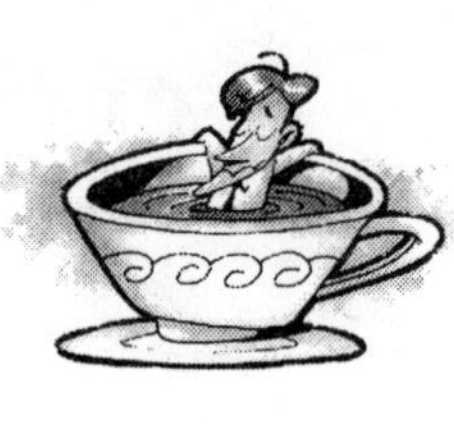

以了。當到達了自己需要的溫度時，再下來就只要使用全部的三分之一或四分之一的加溫能力，就可以充分的保持溫度了。

運轉的成本是，若大約是二小時的入浴時間時，平均只需要花費約四十元的台幣。如果是大型的三溫暖，也只是稍微貴一點而已。

●三溫暖和游泳池的距離

一般而言，游泳池的空中濕度非常高，因此，要注意不要使新的空氣由游泳池直接進來。如果三溫暖客艙的濕度過高時，就會使三溫暖產生不良的效果。

因此，三溫暖室還是儘量遠離游泳池比較好。

●建築個人三溫暖時的注意事項

打算向廠商訂購個人三溫暖時，應該先做好其尺寸圖，然後再依照表來進行建築三溫暖。如果能預先做好尺寸圖，廠商就可以依照你所需要的型態來準備，也不必花費一些意想不到的追加費用的。

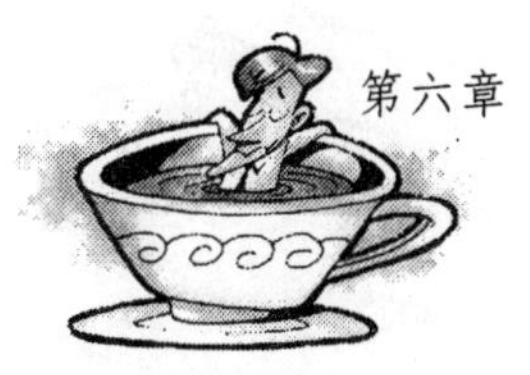

【確認三溫暖所佔有的空間】

・空間的長、寬、高。

・斜度。

・窗和門的數量。

・有無配管，其數量和位置。

・地板的種類。

以上是五個必須要確認的要點。

【確認所要選擇的三溫暖的客艙】

・外面的尺寸。

・門的方向。

・門是向左開，或是向右開。

・關於鎖的型態的需求。

・從外面是否看不到牆壁。

・所希望的外裝材料。

・所需要的內裝材料。

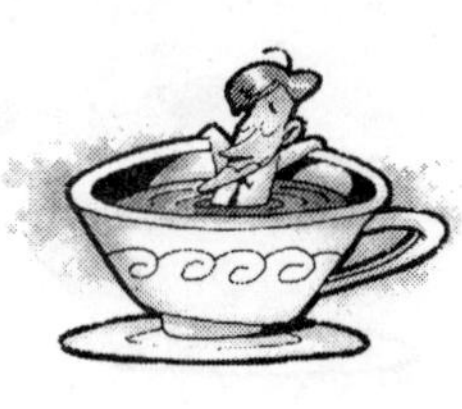

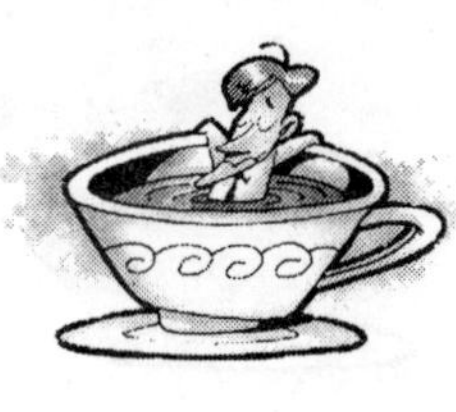

‧有無窗的計畫，與其他在客艙的位置。

‧客艙的後面，有沒有活門連接的預備室？

‧是否需要裝設固定的水龍頭，其尺寸如何？

‧客艙內的排氣和通風方式。

三溫暖客艙內的確認，是三溫暖建築中最重要的主題。所以，應該要嚴格的確認清楚。

【三溫暖點火器的確認】

‧所希望的加熱法，如果不是電氣式，應該要標示爐或燃燒的位置，以及燃料的儲藏所。

‧點火器的控制裝置，以及其他的開關裝置、照明裝置等的分配位置。

‧接電的位置。

以上是至少必須確認的三種配置地方。

【確認製造水的空間】

‧地板的種類。

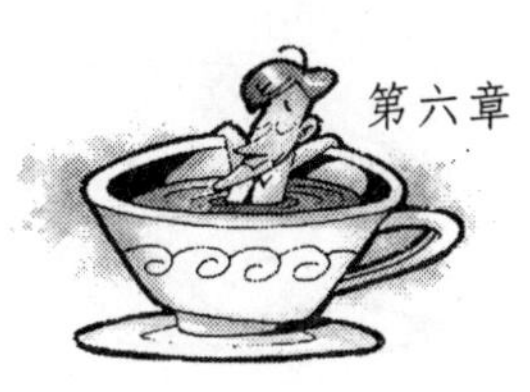

・清洗或使用冷水的蓮蓬頭的數量。
・對水管有沒有其他的希望？
・有沒有適合使用的儲水室？
・有沒有沐浴身體用的淋浴設備？
・有沒有潛水槽？而其位置是埋進式，或是可以移動式的？
・對潛水槽所希望的材料和品質。
・潛水槽的引進和排出管的位置。
・有沒有計畫排置長條椅？
・有沒有打算設置腳溫槽？
・排水溝的斜度是否足夠？
・要搬進潛水槽時，窗戶的寬度是否足夠。

另外，還要把這個水槽和三溫暖的客艙用牆壁來隔開。有關這一項，在前面已經提過。

【確認可以吸收新鮮空氣】

對於這一個問題，只要確認有沒有走到外面的可能性就可以了。

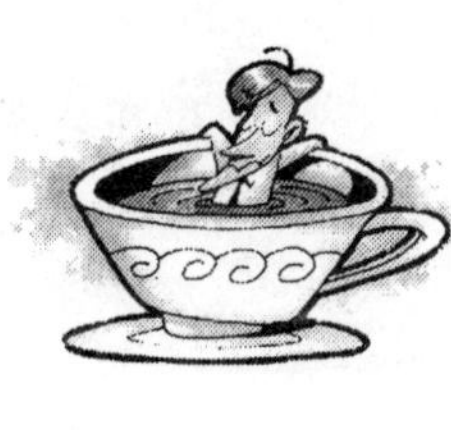

【確認能夠獲得休息】

和三溫暖的客艙一樣，必須要考慮其內部的設備和設計的方式。

十三、必須維護三溫暖的客艙

洗完三溫暖浴後，儘量把地板上的東西拿走，以便能夠清除地面。牆壁可以暫時不必動到，但是，長椅應該使用氧化氫來擦拭比較好。雖然一般都是舖著浴巾躺下來或坐著，但是，由於多次使用之後，汗就會滲透到木材中。因此，使用過氧化氫來擦拭時，不僅可以消毒長椅，而且也可以去除黑垢的部份，而使長椅變得很乾淨。

為了使客艙的通風良好，使用後一定要打開門窗幾個小時。這樣一來，木壁和長條椅會比較容易乾燥。而且客艙內的移動窗和荷葉，應該打開到下一次要進去使用為止。至於預備室，為了不使地下室有討厭的氣味，還是儘量常常讓它通風比較好。

5. 開拓未來的他界科學 陳蒼杰譯 220元
6. 世紀末變態心理犯罪檔案 沈永嘉譯 240元
7. 366天開運年鑑 林廷宇編著 230元
8. 色彩學與你 野村順一著 230元
9. 科學手相 淺野八郎著 230元
10. 你也能成為戀愛高手 柯富陽編著 220元
11. 血型與十二星座 許淑瑛編著 230元
12. 動物測驗—人性現形 淺野八郎著 200元
13. 愛情、幸福完全自測 淺野八郎著 200元
14. 輕鬆攻佔女性 趙奕世編著 230元
15. 解讀命運密碼 郭宗德著 200元
16. 由客家了解亞洲 高木桂藏著 220元

・女醫師系列・品冠編號 62

1. 子宮內膜症 國府田清子著 200元
2. 子宮肌瘤 黑島淳子著 200元
3. 上班女性的壓力症候群 池下育子著 200元
4. 漏尿、尿失禁 中田真木著 200元
5. 高齡生產 大鷹美子著 200元
6. 子宮癌 上坊敏子著 200元
7. 避孕 早乙女智子著 200元
8. 不孕症 中村春根著 200元
9. 生理痛與生理不順 堀口雅子著 200元
10. 更年期 野末悅子著 200元

・傳統民俗療法・品冠編號 63

1. 神奇刀療法 潘文雄著 200元
2. 神奇拍打療法 安在峰著 200元
3. 神奇拔罐療法 安在峰著 200元
4. 神奇艾灸療法 安在峰著 200元
5. 神奇貼敷療法 安在峰著 200元
6. 神奇薰洗療法 安在峰著 200元
7. 神奇耳穴療法 安在峰著 200元
8. 神奇指針療法 安在峰著 200元
9. 神奇藥酒療法 安在峰著 200元
10. 神奇藥茶療法 安在峰著 200元
11. 神奇推拿療法 張貴荷著 200元
12. 神奇止痛療法 漆 浩 著 200元

・常見病藥膳調養叢書・品冠編號 631

1. 脂肪肝四季飲食 蕭守貴著 200元

2. 高血壓四季飲食　秦玖剛著　200 元
3. 慢性腎炎四季飲食　魏從強著　200 元
4. 高脂血症四季飲食　薛輝著　200 元
5. 慢性胃炎四季飲食　馬秉祥著　200 元
6. 糖尿病四季飲食　王耀獻著　200 元
7. 癌症四季飲食　李忠著　200 元
8. 痛風四季飲食　魯焰主編　200 元
9. 肝炎四季飲食　王虹等著　200 元
10. 肥胖症四季飲食　李偉等著　200 元
11. 膽囊炎、膽石症四季飲食　謝春娥著　200 元

・彩色圖解保健・品冠編號 64

1. 瘦身　主婦之友社　300 元
2. 腰痛　主婦之友社　300 元
3. 肩膀痠痛　主婦之友社　300 元
4. 腰、膝、腳的疼痛　主婦之友社　300 元
5. 壓力、精神疲勞　主婦之友社　300 元
6. 眼睛疲勞、視力減退　主婦之友社　300 元

・心 想 事 成・品冠編號 65

1. 魔法愛情點心　結城莫拉著　120 元
2. 可愛手工飾品　結城莫拉著　120 元
3. 可愛打扮 & 髮型　結城莫拉著　120 元
4. 撲克牌算命　結城莫拉著　120 元

・熱 門 新 知・品冠編號 67

1. 圖解基因與 DNA　（精）　中原英臣主編　230 元
2. 圖解人體的神奇　（精）　米山公啟主編　230 元
3. 圖解腦與心的構造　（精）　永田和哉主編　230 元
4. 圖解科學的神奇　（精）　鳥海光弘主編　230 元
5. 圖解數學的神奇　（精）　柳 谷 晃著　250 元
6. 圖解基因操作　（精）　海老原充主編　230 元
7. 圖解後基因組　（精）　才園哲人著　230 元

・武 術 特 輯・大展編號 10

1. 陳式太極拳入門　馮志強編著　180 元
2. 武式太極拳　郝少如編著　200 元
3. 中國跆拳道實戰 100 例　岳維傳著　220 元
4. 教門長拳　蕭京凌編著　150 元
5. 跆拳道　蕭京凌編譯　180 元

6. 正傳合氣道	程曉鈴譯	200 元
8. 格鬥空手道	鄭旭旭編著	200 元
9. 實用跆拳道	陳國榮編著	200 元
10. 武術初學指南	李文英、解守德編著	250 元
11. 泰國拳	陳國榮著	180 元
12. 中國式摔跤	黃 斌編著	180 元
13. 太極劍入門	李德印編著	180 元
14. 太極拳運動	運動司編	250 元
15. 太極拳譜	清・王宗岳等著	280 元
16. 散手初學	冷 峰編著	200 元
17. 南拳	朱瑞琪編著	180 元
18. 吳式太極劍	王培生著	200 元
19. 太極拳健身與技擊	王培生著	250 元
20. 秘傳武當八卦掌	狄兆龍著	250 元
21. 太極拳論譚	沈 壽著	250 元
22. 陳式太極拳技擊法	馬 虹著	250 元
23. 二十四式/三十二式太極拳/劍	闞桂香著	180 元
24. 楊式秘傳 129 式太極長拳	張楚全著	280 元
25. 楊式太極拳架詳解	林炳堯著	280 元
26. 華佗五禽劍	劉時榮著	180 元
27. 太極拳基礎講座：基本功與簡化 24 式	李德印著	250 元
28. 武式太極拳精華	薛乃印著	200 元
29. 陳式太極拳拳理闡微	馬 虹著	350 元
30. 陳式太極拳體用全書	馬 虹著	400 元
31. 張三豐太極拳	陳占奎著	200 元
32. 中國太極推手	張 山主編	300 元
33. 48 式太極拳入門	門惠豐編著	220 元
34. 太極拳奇人奇功	嚴翰秀編著	250 元
35. 心意門秘籍	李新民編著	220 元
36. 三才門乾坤戊己功	王培生編著	220 元
37. 武式太極劍精華＋VCD	薛乃印編著	350 元
38. 楊式太極拳	傅鐘文演述	200 元
39. 陳式太極拳、劍 36 式	闞桂香編著	250 元
40. 正宗武式太極拳	薛乃印著	220 元
41. 杜元化＜太極拳正宗＞考析	王海洲等著	300 元
42. ＜珍貴版＞陳式太極拳	沈家楨著	280 元
43. 24 式太極拳＋VCD	中國國家體育總局著	350 元
44. 太極推手絕技	安在峰編著	250 元
45. 孫祿堂武學錄	孫祿堂著	300 元
46. ＜珍貴本＞陳式太極拳精選	馮志強著	280 元
47. 武當趙堡太極拳小架	鄭悟清傳授	250 元
48. 太極拳習練知識問答	邱丕相主編	220 元
49. 八法拳 八法槍	武世俊著	220 元
50. 地趟拳＋VCD	張憲政著	350 元

51.	四十八式太極拳＋VCD	楊　靜演示	400 元
52.	三十二式太極劍＋VCD	楊　靜演示	300 元
53.	隨曲就伸 中國太極拳名家對話錄	余功保著	300 元
54.	陳式太極拳五功八法十三勢	闞桂香著	200 元
55.	六合螳螂拳	劉敬儒等著	280 元
56.	古本新探華佗五禽戲	劉時榮編著	180 元
57.	陳式太極拳養生功＋VCD	陳正雷著	350 元
58.	中國循經太極拳二十四式教程	李兆生著	300 元
59.	<珍貴本>太極拳研究	唐豪・顧留馨著	250 元
60.	武當三豐太極拳	劉嗣傳著	300 元
61.	楊式太極拳體用圖解	崔仲三編著	350 元
62.	太極十三刀	張耀忠編著	230 元
63.	和式太極拳譜＋VCD	和有祿編著	450 元

・彩色圖解太極武術・大展編號 102

1.	太極功夫扇	李德印編著	220 元
2.	武當太極劍	李德印編著	220 元
3.	楊式太極劍	李德印編著	220 元
4.	楊式太極刀	王志遠著	220 元
5.	二十四式太極拳（楊式）＋VCD	李德印編著	350 元
6.	三十二式太極劍（楊式）＋VCD	李德印編著	350 元
7.	四十二式太極劍＋VCD	李德印編著	350 元
8.	四十二式太極拳＋VCD	李德印編著	350 元
9.	16 式太極拳 18 式太極劍＋VCD	崔仲三著	350 元
10.	楊氏 28 式太極拳＋VCD	趙幼斌著	350 元
11.	楊式太極拳 40 式＋VCD	宗維潔編著	350 元
12.	陳式太極拳 56 式＋VCD	黃康輝等著	350 元
13.	吳式太極拳 45 式＋VCD	宗維潔編著	350 元
14.	精簡陳式太極拳 8 式、16 式	黃康輝編著	220 元
15.	精簡吳式太極拳<36 式拳架・推手>	柳恩久主編	220 元
16.	夕陽美功夫扇	李德印著	220 元

・國際武術競賽套路・大展編號 103

1.	長拳	李巧玲執筆	220 元
2.	劍術	程慧琨執筆	220 元
3.	刀術	劉同為執筆	220 元
4.	槍術	張躍寧執筆	220 元
5.	棍術	殷玉柱執筆	220 元

・簡化太極拳・大展編號 104

1.	陳式太極拳十三式	陳正雷編著	200 元

2. 楊式太極拳十三式　楊振鐸編著　200元
3. 吳式太極拳十三式　李秉慈編著　200元
4. 武式太極拳十三式　喬松茂編著　200元
5. 孫式太極拳十三式　孫劍雲編著　200元
6. 趙堡太極拳十三式　王海洲編著　200元

・中國當代太極拳名家名著・大展編號106

1. 李德印太極拳規範教程　李德印著　550元
2. 王培生吳式太極拳詮真　王培生著　500元
3. 喬松茂武式太極拳詮真　喬松茂著　450元
4. 孫劍雲孫式太極拳詮真　孫劍雲著　350元
5. 王海洲趙堡太極拳詮真　王海洲著　500元
6. 鄭琛太極拳道詮真　鄭琛著　450元

・名師出高徒・大展編號111

1. 武術基本功與基本動作　劉玉萍編著　200元
2. 長拳入門與精進　吳彬等著　220元
3. 劍術刀術入門與精進　楊柏龍等著　220元
4. 棍術、槍術入門與精進　邱丕相編著　220元
5. 南拳入門與精進　朱瑞琪編著　220元
6. 散手入門與精進　張山等著　220元
7. 太極拳入門與精進　李德印編著　280元
8. 太極推手入門與精進　田金龍編著　220元

・實用武術技擊・大展編號112

1. 實用自衛拳法　溫佐惠著　250元
2. 搏擊術精選　陳清山等著　220元
3. 秘傳防身絕技　程崑彬著　230元
4. 振藩截拳道入門　陳琦平著　220元
5. 實用擒拿法　韓建中著　220元
6. 擒拿反擒拿88法　韓建中著　250元
7. 武當秘門技擊術入門篇　高翔著　250元
8. 武當秘門技擊術絕技篇　高翔著　250元
9. 太極拳實用技擊法　武世俊著　220元

・中國武術規定套路・大展編號113

1. 螳螂拳　中國武術系列　300元
2. 劈掛拳　規定套路編寫組　300元
3. 八極拳　國家體育總局　250元
4. 木蘭拳　國家體育總局　230元

・中華傳統武術・大展編號 114

1. 中華古今兵械圖考　裴錫榮主編　280 元
2. 武當劍　陳湘陵編著　200 元
3. 梁派八卦掌（老八掌）　李子鳴遺著　220 元
4. 少林 72 藝與武當 36 功　裴錫榮主編　230 元
5. 三十六把擒拿　佐藤金兵衛主編　200 元
6. 武當太極拳與盤手 20 法　裴錫榮主編　220 元

・少林功夫・大展編號 115

1. 少林打擂秘訣　德虔、素法編著　300 元
2. 少林三大名拳 炮拳、大洪拳、六合拳　門惠豐等著　200 元
3. 少林三絕 氣功、點穴、擒拿　德虔編著　300 元
4. 少林怪兵器秘傳　素法等著　250 元
5. 少林護身暗器秘傳　素法等著　220 元
6. 少林金剛硬氣功　楊維編著　250 元
7. 少林棍法大全　德虔、素法編著　250 元
8. 少林看家拳　德虔、素法編著　250 元
9. 少林正宗七十二藝　德虔、素法編著　280 元
10. 少林瘋魔棍闡宗　馬德著　250 元
11. 少林正宗太祖拳法　高翔著　280 元
12. 少林拳技擊入門　劉世君編著　220 元
13. 少林十路鎮山拳　吳景川主編　300 元

・迷蹤拳系列・大展編號 116

1. 迷蹤拳（一）+VCD　李玉川編著　350 元
2. 迷蹤拳（二）+VCD　李玉川編著　350 元
3. 迷蹤拳（三）　李玉川編著　250 元
4. 迷蹤拳（四）+VCD　李玉川編著　580 元

・原地太極拳系列・大展編號 11

1. 原地綜合太極拳 24 式　胡啟賢創編　220 元
2. 原地活步太極拳 42 式　胡啟賢創編　200 元
3. 原地簡化太極拳 24 式　胡啟賢創編　200 元
4. 原地太極拳 12 式　胡啟賢創編　200 元
5. 原地青少年太極拳 22 式　胡啟賢創編　220 元

・道學文化・大展編號 12

1. 道在養生：道教長壽術　郝勤等著　250 元
2. 龍虎丹道：道教內丹術　郝勤著　300 元

3.	天上人間：道教神仙譜系	黃德海著	250 元
4.	步罡踏斗：道教祭禮儀典	張澤洪著	250 元
5.	道醫窺秘：道教醫學康復術	王慶餘等著	250 元
6.	勸善成仙：道教生命倫理	李剛著	250 元
7.	洞天福地：道教宮觀勝境	沙銘壽著	250 元
8.	青詞碧簫：道教文學藝術	楊光文等著	250 元
9.	沈博絕麗：道教格言精粹	朱耕發等著	250 元

・易 學 智 慧・大展編號 122

1.	易學與管理	余敦康主編	250 元
2.	易學與養生	劉長林等著	300 元
3.	易學與美學	劉綱紀等著	300 元
4.	易學與科技	董光壁著	280 元
5.	易學與建築	韓增祿著	280 元
6.	易學源流	鄭萬耕著	280 元
7.	易學的思維	傅雲龍等著	250 元
8.	周易與易圖	李申著	250 元
9.	中國佛教與周易	王仲堯著	350 元
10.	易學與儒學	任俊華著	350 元
11.	易學與道教符號揭秘	詹石窗著	350 元
12.	易傳通論	王博著	250 元
13.	談古論今說周易	龐鈺龍著	280 元
14.	易學與史學	吳懷祺著	230 元

・神 算 大 師・大展編號 123

1.	劉伯溫神算兵法	應涵編著	280 元
2.	姜太公神算兵法	應涵編著	280 元
3.	鬼谷子神算兵法	應涵編著	280 元
4.	諸葛亮神算兵法	應涵編著	280 元

・鑑 往 知 來・大展編號 124

1.	《三國志》給現代人的啟示	陳羲主編	220 元
2.	《史記》給現代人的啟示	陳羲主編	220 元

・秘傳占卜系列・大展編號 14

1.	手相術	淺野八郎著	180 元
2.	人相術	淺野八郎著	180 元
3.	西洋占星術	淺野八郎著	180 元
4.	中國神奇占卜	淺野八郎著	150 元
5.	夢判斷	淺野八郎著	150 元

7. 法國式血型學　淺野八郎著　150 元
8. 靈感、符咒學　淺野八郎著　150 元
9. 紙牌占卜術　淺野八郎著　150 元
10. ESP 超能力占卜　淺野八郎著　150 元
11. 猶太數的秘術　淺野八郎著　150 元
13. 塔羅牌預言秘法　淺野八郎著　200 元

・趣味心理講座・大展編號 15

1. 性格測驗（1） 探索男與女　淺野八郎著　140 元
2. 性格測驗（2） 透視人心奧秘　淺野八郎著　140 元
3. 性格測驗（3） 發現陌生的自己　淺野八郎著　140 元
4. 性格測驗（4） 發現你的真面目　淺野八郎著　140 元
5. 性格測驗（5） 讓你們吃驚　淺野八郎著　140 元
6. 性格測驗（6） 洞穿心理盲點　淺野八郎著　140 元
7. 性格測驗（7） 探索對方心理　淺野八郎著　140 元
8. 性格測驗（8） 由吃認識自己　淺野八郎著　160 元
9. 性格測驗（9） 戀愛知多少　淺野八郎著　160 元
10. 性格測驗（10）由裝扮瞭解人心　淺野八郎著　160 元
11. 性格測驗（11）敲開內心玄機　淺野八郎著　140 元
12. 性格測驗（12）透視你的未來　淺野八郎著　160 元
13. 血型與你的一生　淺野八郎著　160 元
14. 趣味推理遊戲　淺野八郎著　160 元
15. 行為語言解析　淺野八郎著　160 元

・婦 幼 天 地・大展編號 16

1. 八萬人減肥成果　黃靜香譯　180 元
2. 三分鐘減肥體操　楊鴻儒譯　150 元
3. 窈窕淑女美髮秘訣　柯素娥譯　130 元
4. 使妳更迷人　成　玉譯　130 元
5. 女性的更年期　官舒妍編譯　160 元
6. 胎內育兒法　李玉瓊編譯　150 元
7. 早產兒袋鼠式護理　唐岱蘭譯　200 元
9. 初次育兒 12 個月　婦幼天地編譯組　180 元
10. 斷乳食與幼兒食　婦幼天地編譯組　180 元
11. 培養幼兒能力與性向　婦幼天地編譯組　180 元
12. 培養幼兒創造力的玩具與遊戲　婦幼天地編譯組　180 元
13. 幼兒的症狀與疾病　婦幼天地編譯組　180 元
14. 腿部苗條健美法　婦幼天地編譯組　180 元
15. 女性腰痛別忽視　婦幼天地編譯組　150 元
16. 舒展身心體操術　李玉瓊編譯　130 元
17. 三分鐘臉部體操　趙薇妮著　160 元
18. 生動的笑容表情術　趙薇妮著　160 元

19. 心曠神怡減肥法　川津祐介著　130 元
20. 內衣使妳更美麗　陳玄茹譯　130 元
21. 瑜伽美姿美容　黃靜香編著　180 元
22. 高雅女性裝扮學　陳珮玲譯　180 元
23. 蠶糞肌膚美顏法　梨秀子著　160 元
24. 認識妳的身體　李玉瓊譯　160 元
25. 產後恢復苗條體態　居理安・芙萊喬著　200 元
26. 正確護髮美容法　山崎伊久江著　180 元
27. 安琪拉美姿養生學　安琪拉蘭斯博瑞著　180 元
28. 女體性醫學剖析　增田豐著　220 元
29. 懷孕與生產剖析　岡部綾子著　180 元
30. 斷奶後的健康育兒　東城百合子著　220 元
31. 引出孩子幹勁的責罵藝術　多湖輝著　170 元
32. 培養孩子獨立的藝術　多湖輝著　170 元
33. 子宮肌瘤與卵巢囊腫　陳秀琳編著　180 元
34. 下半身減肥法　納他夏・史達賓著　180 元
35. 女性自然美容法　吳雅菁編著　180 元
36. 再也不發胖　池園悅太郎著　170 元
37. 生男生女控制術　中垣勝裕著　220 元
38. 使妳的肌膚更亮麗　楊　皓編著　170 元
39. 臉部輪廓變美　芝崎義夫著　180 元
40. 斑點、皺紋自己治療　高須克彌著　180 元
41. 面皰自己治療　伊藤雄康著　180 元
42. 隨心所欲瘦身冥想法　原久子著　180 元
43. 胎兒革命　鈴木丈織著　180 元
44. NS 磁氣平衡法塑造窈窕奇蹟　古屋和江著　180 元
45. 享瘦從腳開始　山田陽子著　180 元
46. 小改變瘦 4 公斤　宮本裕子著　180 元
47. 軟管減肥瘦身　高橋輝男著　180 元
48. 海藻精神秘美容法　劉名揚編著　180 元
49. 肌膚保養與脫毛　鈴木真理著　180 元
50. 10 天減肥 3 公斤　彤雲編輯組　180 元
51. 穿出自己的品味　西村玲子著　280 元
52. 小孩髮型設計　李芳黛譯　250 元

・青 春 天 地・大展編號 17

1. A 血型與星座　柯素娥編譯　160 元
2. B 血型與星座　柯素娥編譯　160 元
3. O 血型與星座　柯素娥編譯　160 元
4. AB 血型與星座　柯素娥編譯　120 元
5. 青春期性教室　呂貴嵐編譯　130 元
9. 小論文寫作秘訣　林顯茂編譯　120 元
11. 中學生野外遊戲　熊谷康編著　120 元

12. 恐怖極短篇	柯素娥編譯	130元
13. 恐怖夜話	小毛驢編譯	130元
14. 恐怖幽默短篇	小毛驢編譯	120元
15. 黑色幽默短篇	小毛驢編譯	120元
16. 靈異怪談	小毛驢編譯	130元
17. 錯覺遊戲	小毛驢編著	130元
18. 整人遊戲	小毛驢編著	150元
19. 有趣的超常識	柯素娥編譯	130元
20. 哦！原來如此	林慶旺編譯	130元
21. 趣味競賽 100 種	劉名揚編譯	120元
22. 數學謎題入門	宋釗宜編譯	150元
23. 數學謎題解析	宋釗宜編譯	150元
24. 透視男女心理	林慶旺編譯	120元
25. 少女情懷的自白	李桂蘭編譯	120元
26. 由兄弟姊妹看命運	李玉瓊編譯	130元
27. 趣味的科學魔術	林慶旺編譯	150元
28. 趣味的心理實驗室	李燕玲編譯	150元
29. 愛與性心理測驗	小毛驢編譯	130元
30. 刑案推理解謎	小毛驢編譯	180元
31. 偵探常識推理	小毛驢編譯	180元
32. 偵探常識解謎	小毛驢編譯	130元
33. 偵探推理遊戲	小毛驢編譯	180元
34. 趣味的超魔術	廖玉山編著	150元
35. 趣味的珍奇發明	柯素娥編著	150元
36. 登山用具與技巧	陳瑞菊編著	150元
37. 性的漫談	蘇燕謀編著	180元
38. 無的漫談	蘇燕謀編著	180元
39. 黑色漫談	蘇燕謀編著	180元
40. 白色漫談	蘇燕謀編著	180元

・健 康 天 地・大展編號 18

1. 壓力的預防與治療	柯素娥編譯	130元
2. 超科學氣的魔力	柯素娥編譯	130元
3. 尿療法治病的神奇	中尾良一著	130元
4. 鐵證如山的尿療法奇蹟	廖玉山譯	120元
5. 一日斷食健康法	葉慈容編譯	150元
6. 胃部強健法	陳炳崑譯	120元
7. 癌症早期檢查法	廖松濤譯	160元
8. 老人痴呆症防止法	柯素娥編譯	170元
9. 松葉汁健康飲料	陳麗芬編譯	150元
10. 揉肚臍健康法	永井秋夫著	150元
11. 過勞死、猝死的預防	卓秀貞編譯	130元
12. 高血壓治療與飲食	藤山順豐著	180元

國家圖書館出版品預行編目資料

三溫暖健康法／朱雅安　編著
——初版，——臺北市，大展，2005〔民 94〕
面；21 公分，——（健康加油站；12）
ISBN 957-468-346-x（平裝）
1. 沐浴　2. 健康法
411.14　　93018465

三溫暖健康法

SBN 957-468-346-x

編 著 者／朱 雅 安
發 行 人／蔡 森 明
出 版 者／大展出版社有限公司
社　　址／台北市北投區（石牌）致遠一路 2 段 12 巷 1 號
電　　話／（02）28236031・28236033・28233123
傳　　眞／（02）28272069
郵政劃撥／01669551
網　　址／www.dah-jaan.com.tw
E－mail／service@dah-jaan.com.tw
登 記 證／局版臺業字第 2171 號
承 印 者／國順文具印刷行
裝　　訂／協億印製廠股份有限公司
排 版 者／弘益電腦排版有限公司
初版 1 刷／2005 年（民 94 年）1 月

定　價／180 元

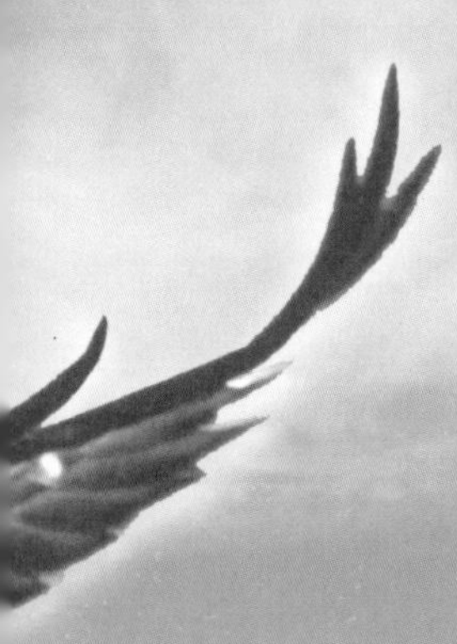

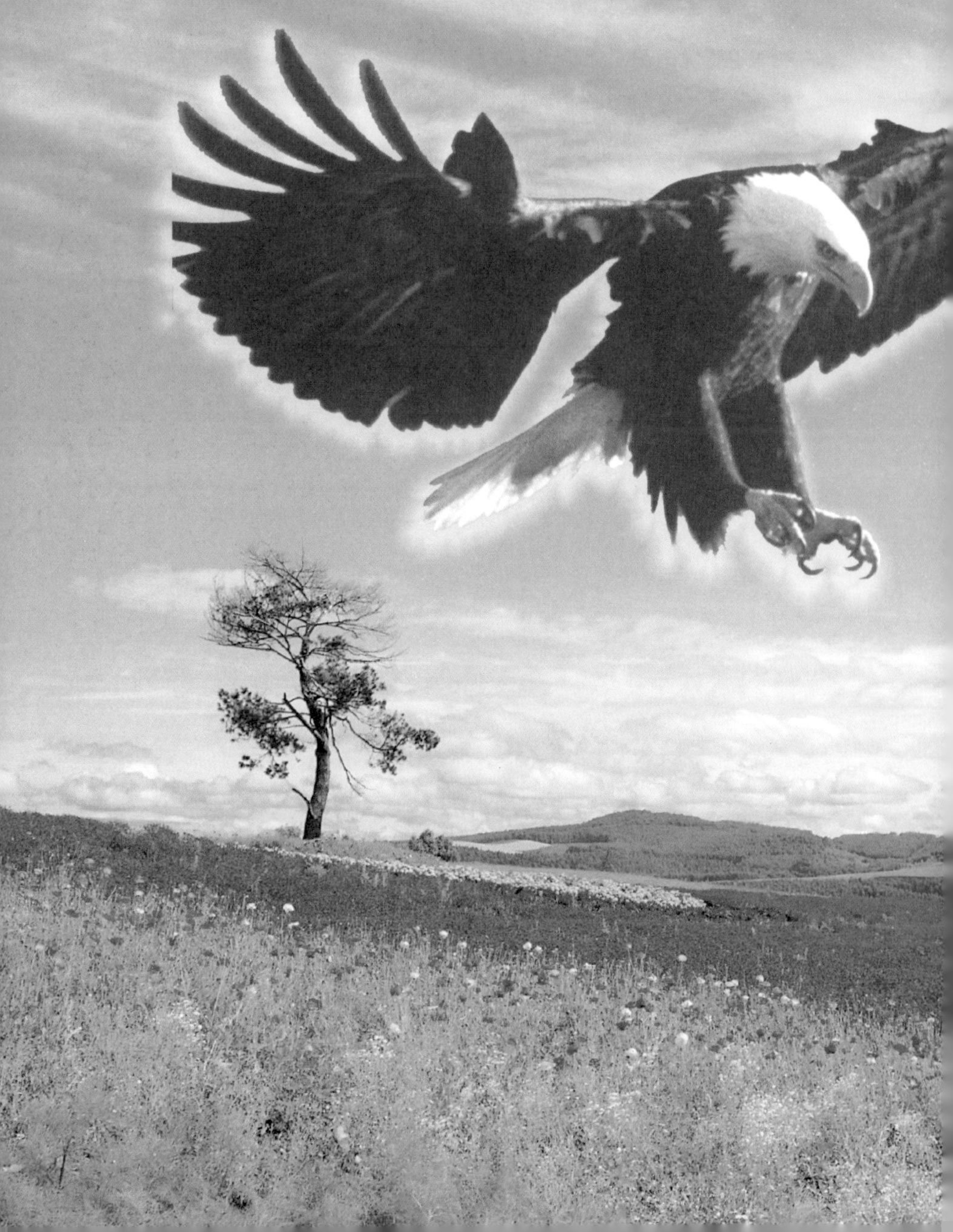